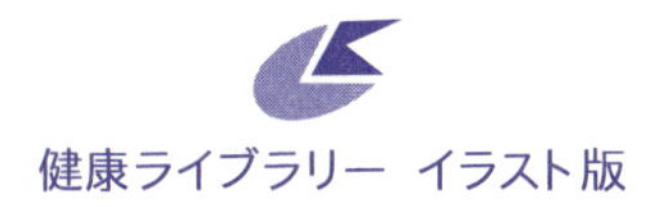

健康ライブラリー　イラスト版

支援・指導のむずかしい子を支える魔法の言葉

特別支援教育ネット代表 小栗正幸 監修

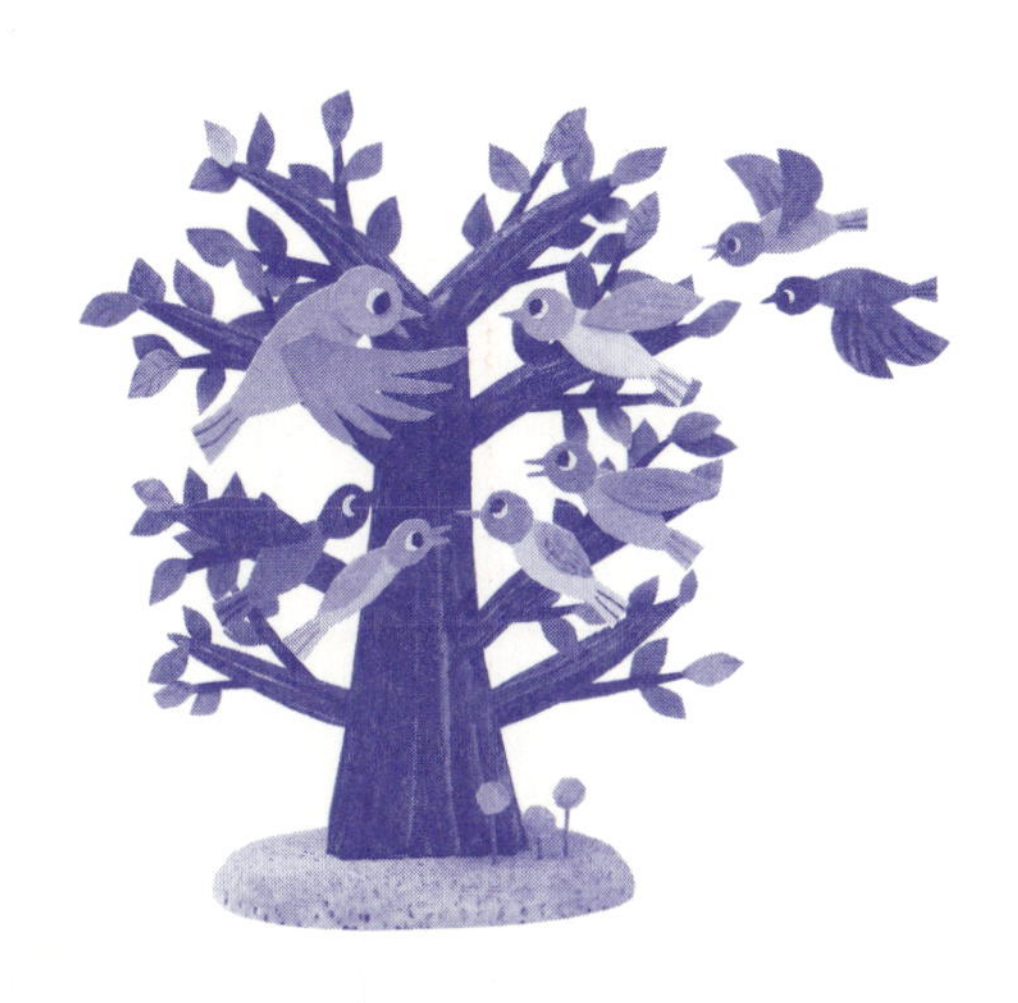

JN152545

講談社

まえがき

さて、学校や施設の先生方、そして保護者の方々。あなたが手にされたこの一冊、これは「言い聞かせ方ハンドブック」とでも呼ぶべきもので、おそらく皆さんの職場やご家庭の本棚を、ひょっこり訪れた異邦人のような書籍になるでしょう。

なぜなら、この種の子育て本の世界を見渡すと、子どもの言葉への「耳の傾け方」に焦点を当てた本は多いのですが、その逆、つまり「言い聞かせ方」をテーマにした書籍は明らかに希少本だからです。

その理由は、皆さんご存じのことと思います。「耳を傾けること」を大切にする考え方は、そもそも「言い聞かせること」を濫用し続けてきた過去の指導法への反省から出てきたもの。しかもそれは、来談者中心療法（非指示的カウンセリング）という、世界的なムーブメントの後押しを受けたものだからです。

子どもの話に耳を傾け、共感をもって受け止めていけば、支援者があれこれ言い聞かせなくとも子ども自身が自分の力で問題を乗り越えていける、というのが来談者中心療法の考え方です。この考えにのっとれば、支援・指導の方法は傾聴・受容が基本になります。

しかし、「それなら、それでいいじゃないい」と割り切ってしまえない人もいるのです（かく言う私もその一人でした）。私の出発点になったのは、傾聴・受容だけではうまく育てない（育たない）人がいるという、まぎれもない事実。やはり「言い聞かせ」が必要な人もいるのです。

かといって、過去に使われていた、錆び付いた鎧を持ち出すのは全くもってナンセンス！

――というわけで、本書では、私が今まで実践してきた、子どもの心に響く言い聞かせ方のエッセンスをちりばめた「魔法の言葉」を紹介していきます。言い回しを覚えるだけでなく、練習・実践を重ねることが「魔法」を上達させるコツです。学校でも、施設でも、医療現場でも、家庭でも、支援や指導に行き詰まったときの知恵として、どうぞご活用ください。

特別支援教育ネット代表
小栗 正幸

支援・指導のむずかしい子を支える魔法の言葉

もくじ

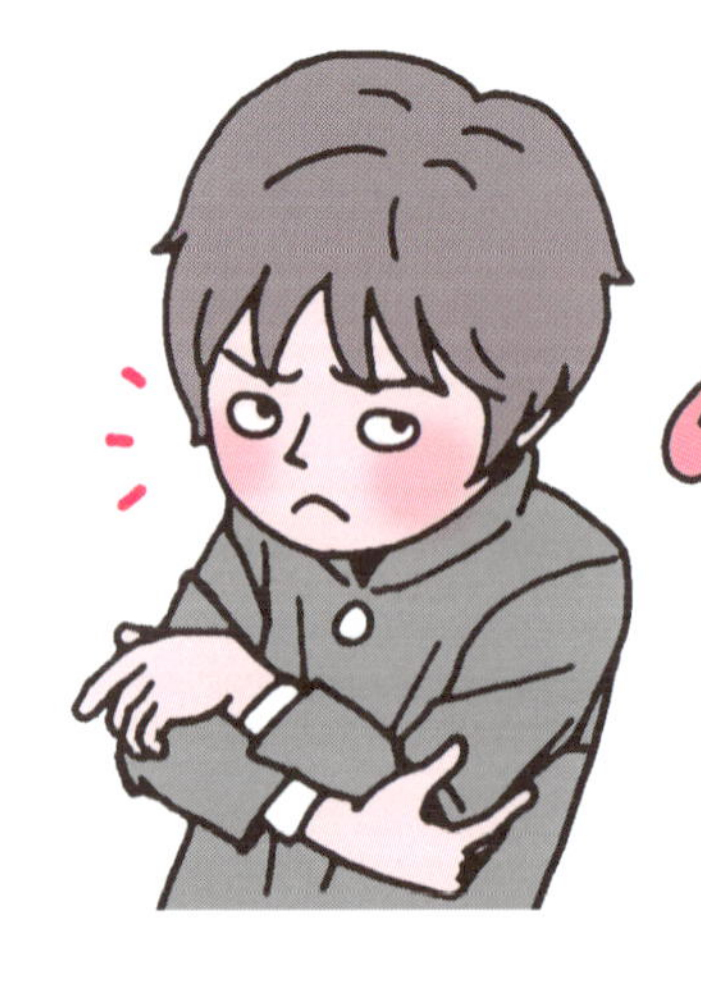

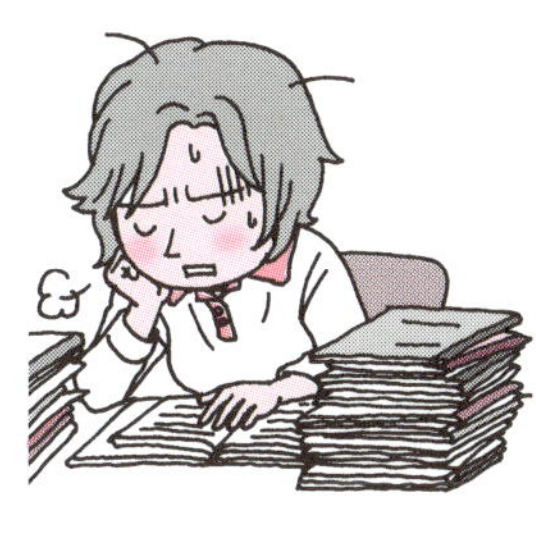

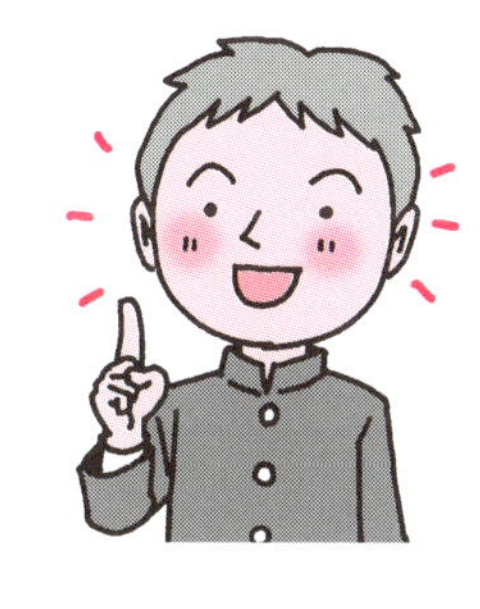

2 子どもに伝わる! 魔法の言葉

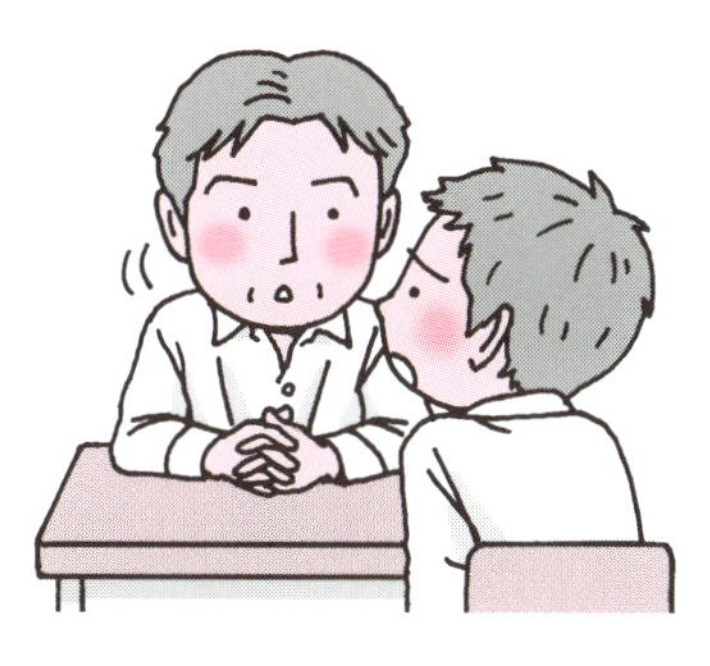

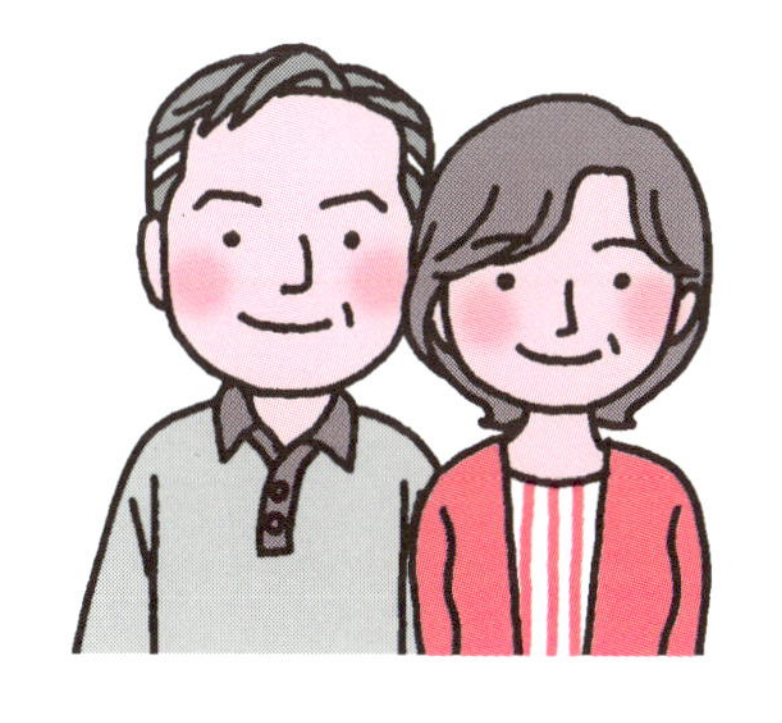

悩んでいませんか?

学校生活で起きやすい子どもの困ったふるまい

学校という集団の中で起きる子どもの問題行動は、
その場で、あるいは個別の面談の場での支援や指導が必要です。
しかし、なかなか言うことを聞かない子どもも少なくありません。

教室内での規則違反

おしゃべりがうるさい子、ボーッとして話を聞いていない子、文房具の解体・組み立て作業に熱中している子……。大きな声を出しても、すぐにまたざわつき始める。授業に集中させるにはどうすればいい?

暴言

暴力

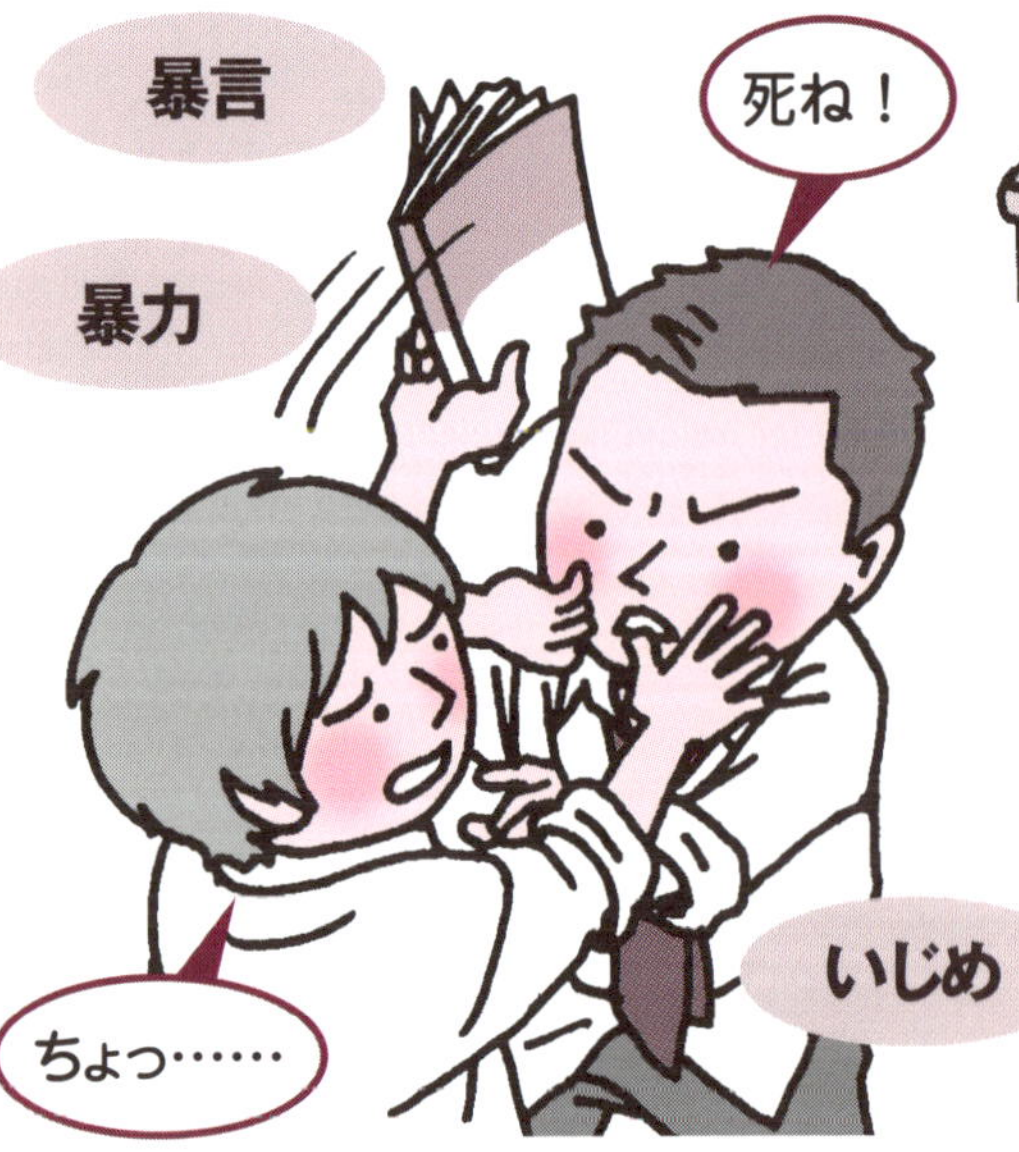
死ね!
ちょっ……

いじめ

いくら注意しても加害行為をくり返す。注意すると激昂してパニック状態になることも。なぜ改まらない? どうすればいい?

盗癖

校内で頻発する盗難。疑わしい子にどう指導する?

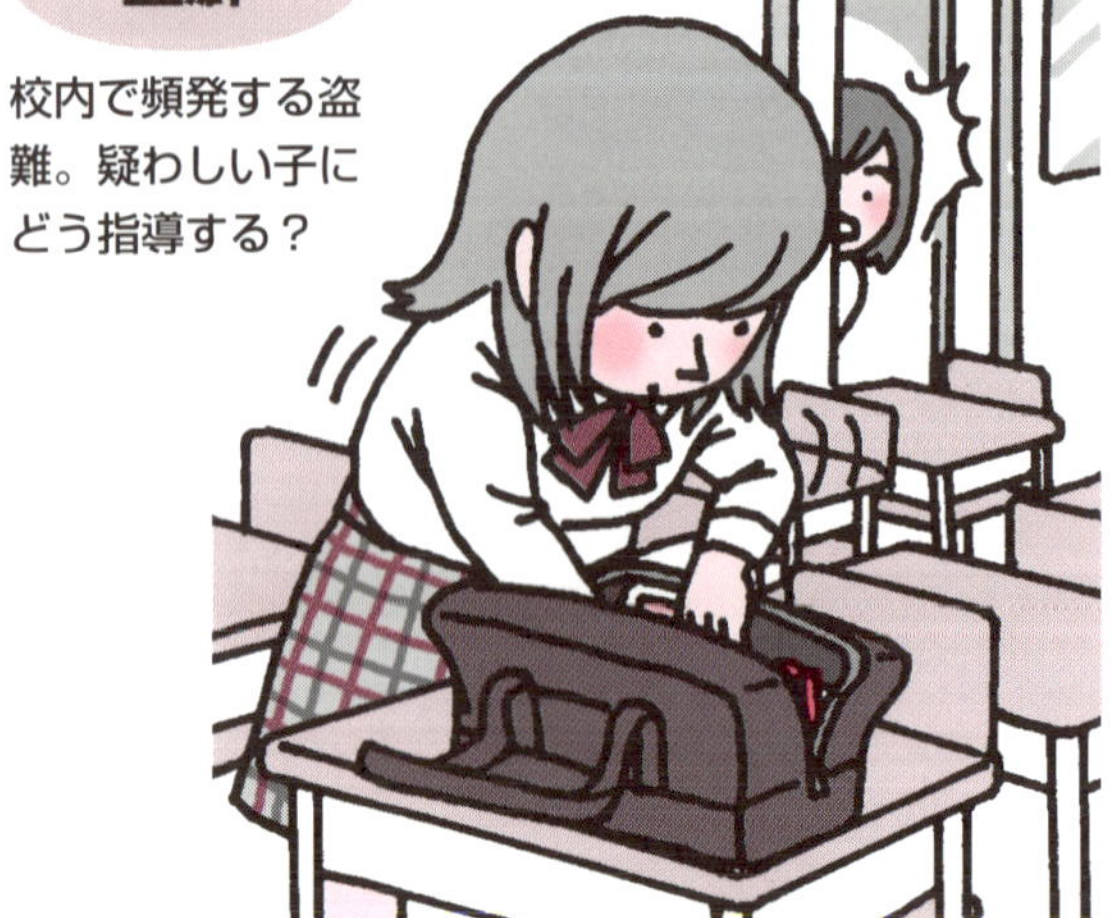

不登校

家庭訪問をくり返しても、なかなか登校に結びつかない……。どうすれば学校に来られるようになるだろう？

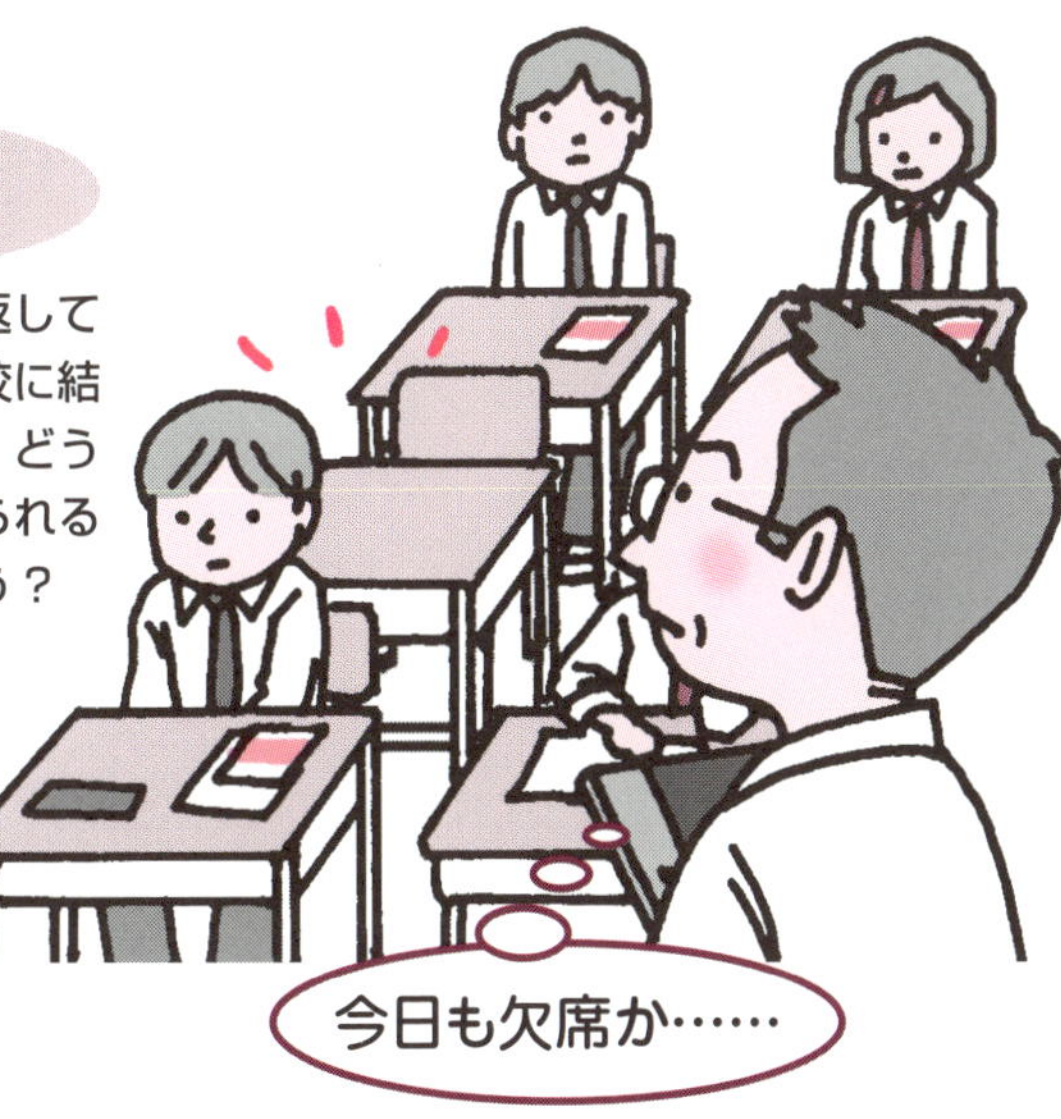
今日も欠席か……

恋愛トラブル

性非行

夜遊び

犯罪にもつながりかねない危うさがある。なんとかやめさせたいが……。どうすればいいだろう？

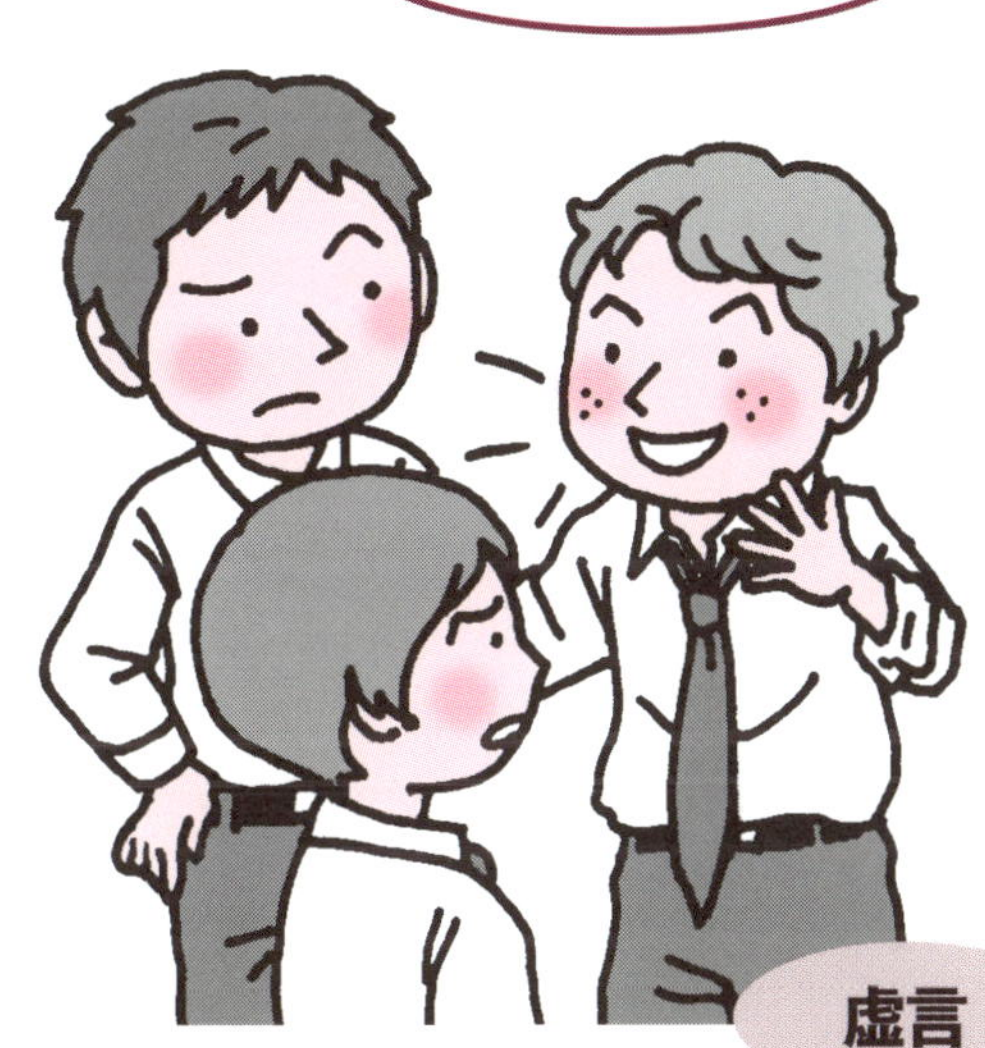

虚言

明らかなホラ話をくり返す子や、自作自演の「トラブル」を訴える子……。子どものウソにどう対処しよう？

SNSトラブル

大人は把握しにくいインターネット上のつながり。学校や家庭でのルールを決めても、子どもはなかなか守らず、トラブルも起きている。どの段階で、どのように介入しようか？

「困ったふるまい」への対応のしかたは大きく2つ

子どもの困ったふるまいは、まわりの人が「それは間違っているから、こうしなさい」と諭したり、子ども自身が「こうしたほうがよい」と気づいたりすることで、修正・修復されていきます。

本書では、前者のニュアンスに近い働きかけを「指導」といい、「支援」という言葉は、子ども自身の気づきを促すための働きかけという意味で用います。

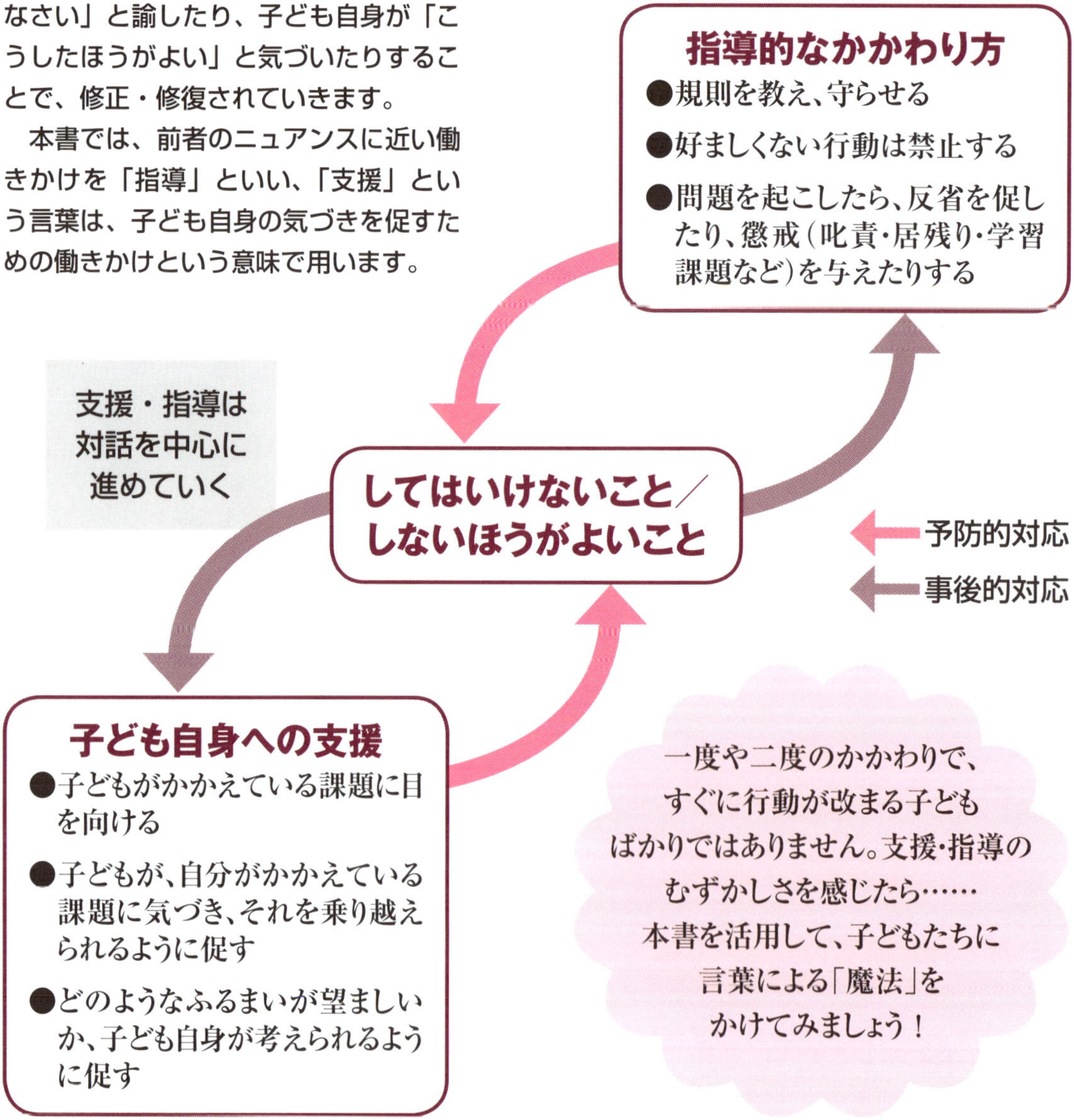

支援・指導は
対話を中心に
進めていく

指導的なかかわり方

- 規則を教え、守らせる
- 好ましくない行動は禁止する
- 問題を起こしたら、反省を促したり、懲戒（叱責・居残り・学習課題など）を与えたりする

してはいけないこと／しないほうがよいこと

予防的対応

事後的対応

子ども自身への支援

- 子どもがかかえている課題に目を向ける
- 子どもが、自分がかかえている課題に気づき、それを乗り越えられるように促す
- どのようなふるまいが望ましいか、子ども自身が考えられるように促す

一度や二度のかかわりで、
すぐに行動が改まる子ども
ばかりではありません。支援・指導の
むずかしさを感じたら……
本書を活用して、子どもたちに
言葉による「魔法」を
かけてみましょう！

「話せばわかる」が通じない！

心配をかけたり、まわりの人を困らせたりすることが多い子は、
いくら諭しても、なかなかふるまいは変わらないことが多いもの。
支援・指導がむずかしい――そう感じる子に対しては、
「むずかしさの背景」を理解したうえで、
支援・指導の方法を見直してみる必要があります。

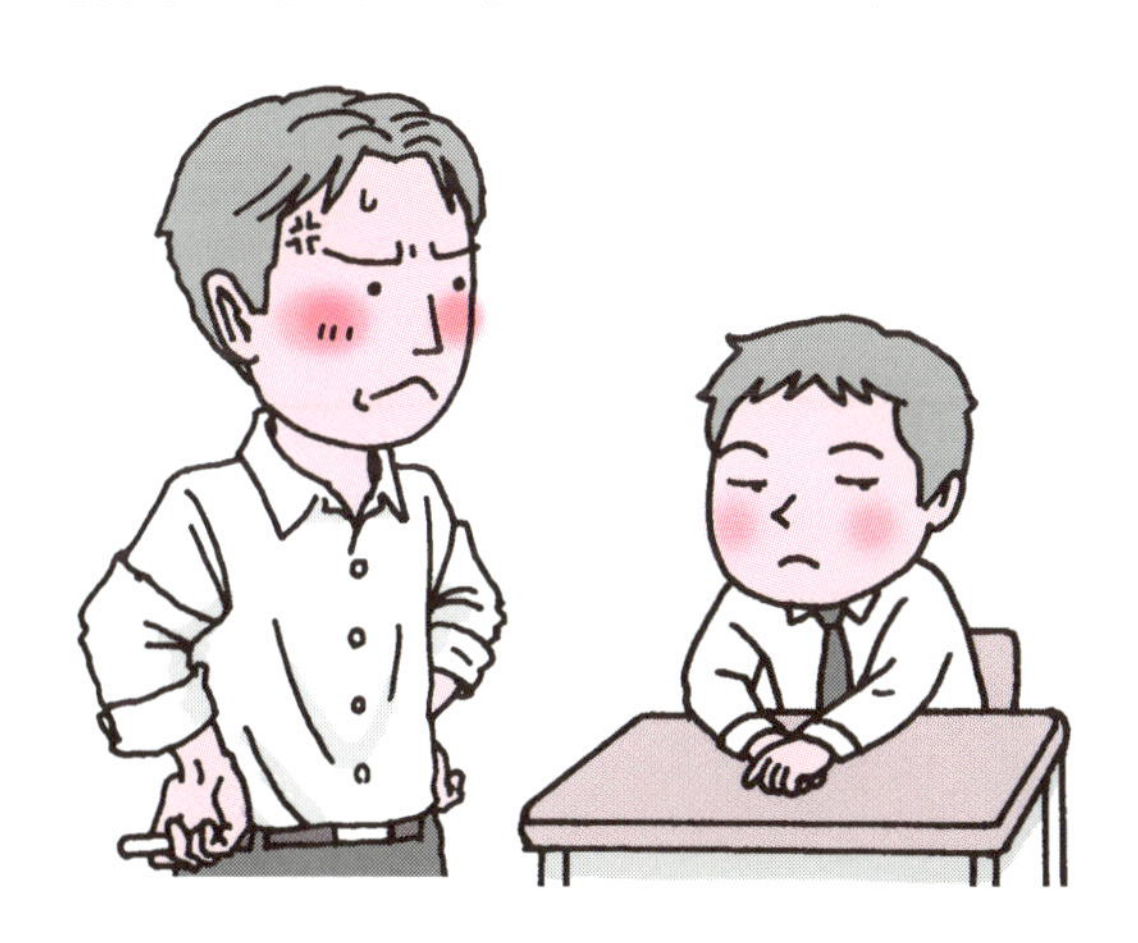

みんなの悩み

支援・指導が行き詰まるパターンはいろいろ

じっくり話をしてみたら、子どもの様子が見違えるように変わった……ということばかりならよいのですが、なかなかそうはいかないのが現実です。

▼支援・指導の流れ

●子どもに気がかりな様子がある
●周囲に迷惑をかける行動をする
●まわりとトラブルになっている
……など

本人に話を聞く
トラブルの事実確認、本人の訴えなどから、状況を把握する

この段階で流れが止まることも

アドバイスする
自分がしたことの善悪に気づかせ、「どうすればよかったか」を考えさせる

なかなか目標に到達しない

子どもがよい方向へ変化する

流れを断ち切る発言の例

自分は悪くない。全部○○が悪い
放っておいて
うざい。消えろ
そんなこと意味がない
あんたは信用できない

流れが止まることもある

放ってはおけない問題が生じたときには、この先、同じような問題が起きないように、子どもを支援・指導していく必要があります。

しかし、子どもの反応によっては支援・指導がうまく進まなくなることもあります。

あきらめる前に「いつものやり方」を見直そう

「困ったふるまいが多い子も、気長に寄り添えばきっと変わってくるだろう」と思って接していても、子どもは言い訳や悪態、勝手な発言ばかり。支援・指導の場が不快なものになってしまうことがあります。

時間を割いても子どもの様子に

いつものやり方が通じない

「この子の支援はむずかしい」「どう指導すべきかわからない」という悩みも、細かくみれば行き詰まっているポイントはいろいろ。行き詰まりの解消には、ちょっとした工夫が必要です。

「正しいこと」を教えている。けれどちっとも伝わらない

⇒メッセージを伝わりやすくするには 30ページ

反省させても、口先だけの謝罪しかしない。心から悪いとは思ってない

⇒「反省」のとらえ方は 74ページ

何度も根気よく「これはダメ」と指導しているのだが、同じことをくり返す

⇒その行動を変えるには 76ページ

子どもの話はよく聞いている。でも、子どもは自分の考えを主張するばかりで、こちらの話を聞こうとしない

⇒こう着状態を抜け出すには 28、56ページ

子どもの悩みに共感し、いっしょに解決策を探していこうとしているが、なかなか話が進まない

⇒深刻な悩みには 40ページ

疲れた……

声をかけ、話し合いの場をもっているのだが……

変化がみられず、むしろエスカレートする気配すらある……そんな状態に陥れば、だれだって疲れ果ててしまいます。「もう、どうしようもない」と見放したくなることもあるでしょう。

しかし、あきらめることはありません。「いつものやり方」ではうまくいかなくても、別の方法なら、事態を打開できるかもしれないのですから。

支援・指導が必要な子①

周囲を困らせる子には二つのタイプがある

同じように支援・指導をしていても、よい変化がみられる子もいれば、まったく効果が感じられない子もいます。支援・指導の成果が現れやすいのは、「困っている子」です。

困らせる子=困っている子?

周囲を困らせるふるまいは、その子自身が「困った状況にある」なかで起きてくることが多いもの。ただし、当の本人は、自分が困った状況にあるとは思っていないこともあります。

自分自身「困っている子」

いろいろうまくいかずに困っている。「なんとかしたい」と思っているが、どうすればよいのかわからない

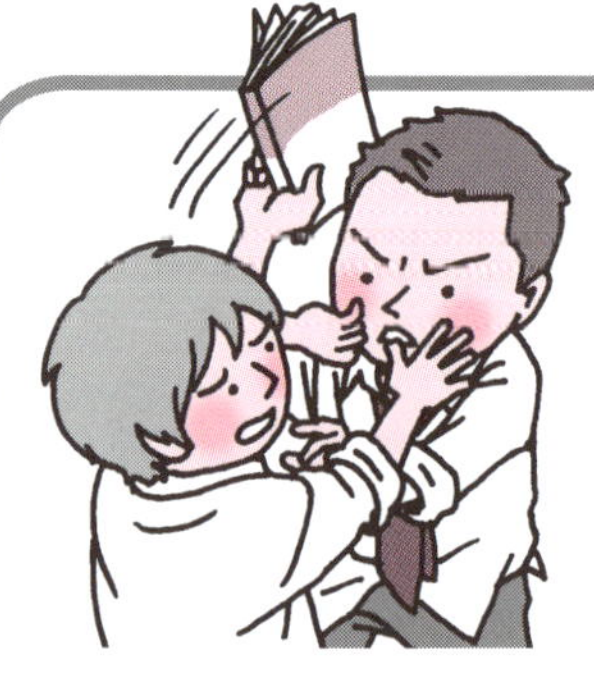

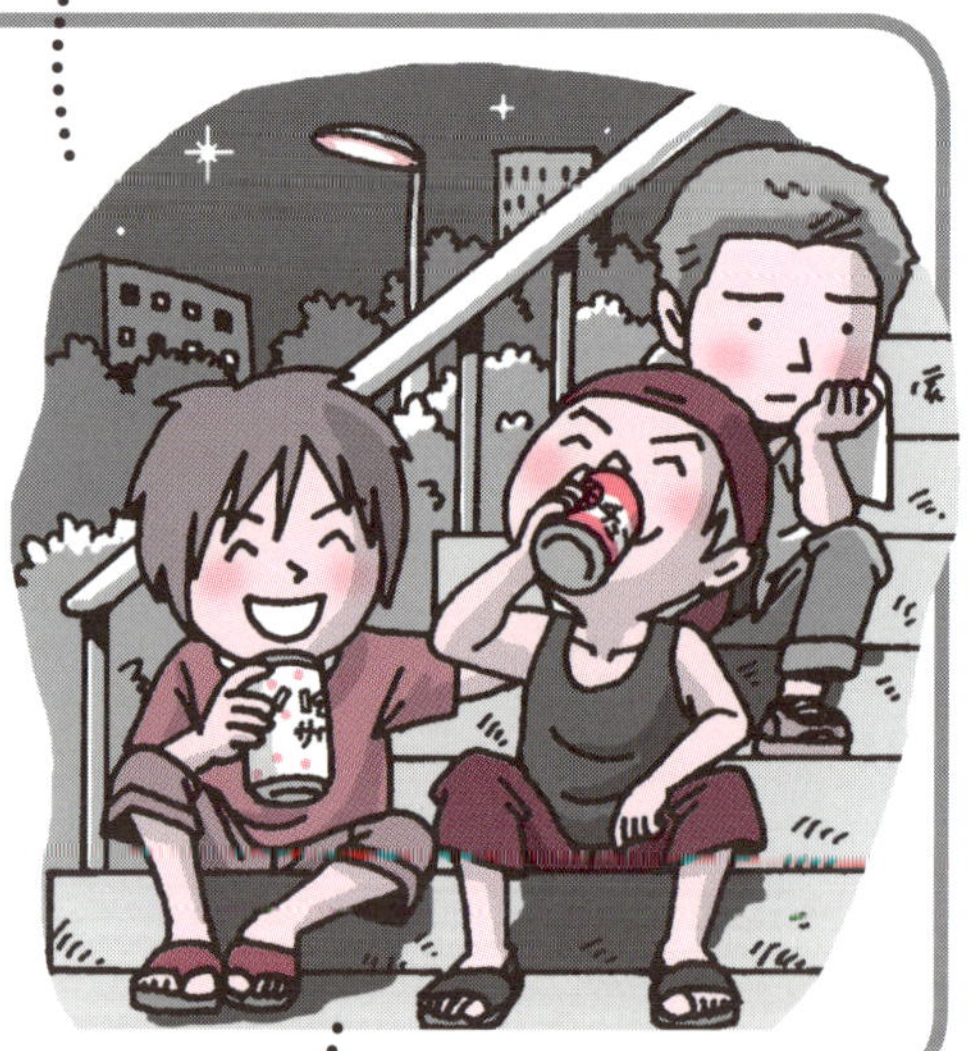

周囲を困らせたり、心配をかけたりする行動

子ども個人の行動だけでなく、グループでの行動が問題になることもある

自分は「困っていない子」

うまくいかない状況があっても、当の本人は「困っている」とは思っていない

だれが「困っている子」で、だれが「困っていない子」なのかは、話し合ってみないとわからない

「困っている子」なら対応しやすい

子ども自身に、「なんとかしたい」という気持ちがある場合、「もっとよい方法」を見つけられれば、困ったふるまいは減っていくと期待できます。

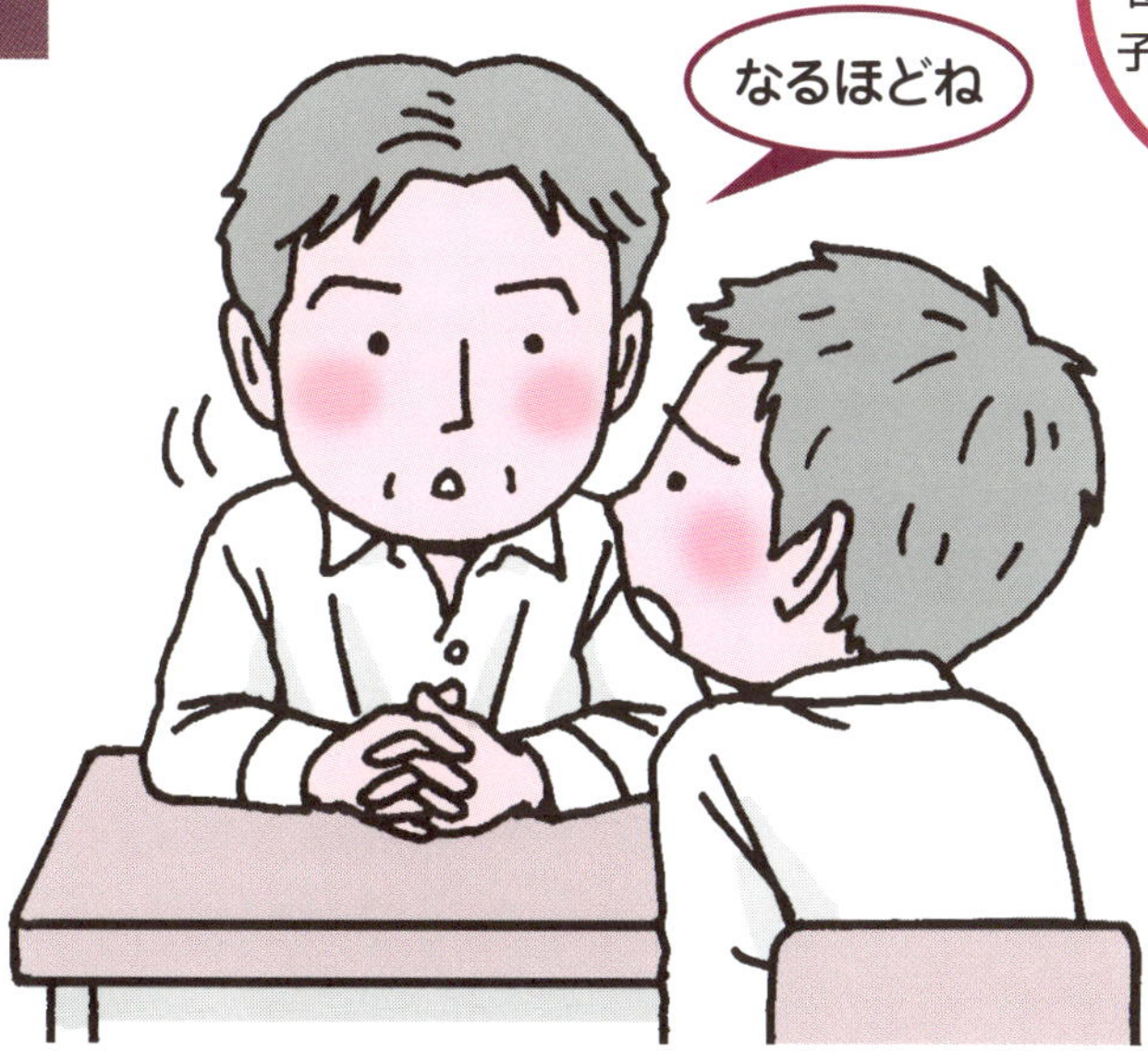
なるほどね

話しているうちに、「それは無理もない」「なんとかしてあげよう」などといった同情心がわいてくれば、おそらくは「困っている子」

共感
ふるまい自体は困ったものでも、子どもの気持ちは理解できる

子どもの訴え
なんとかしたいのだけれど、自分だけではどうしようもない。どうすればよいかわからない

提案・納得
「こういう考え方もあるのでは」「こうしてみたらどうか」など、適切なアドバイスを送れば、子ども自身は納得しやすい

解決
周囲を困らせる行動は減り、望ましい行動が増えていく

タイプが違えば反応は違って当然

子どもは段階をふみながら徐々に育っていきます。周囲を困らせ続ける子どもは、成長していく過程のどこかでつまずき、育ちに「ゆがみ」がみられる子でもあります。

しかし、育ちの過程の途中にいる子どもには、柔軟性があります。周囲を困らせるふるまいがあれば、その都度、まわりの大人が適切な対応をしていくことで、育ちのゆがみは修正され、望ましい方向へと進んでいける可能性が高まります。

とくに子ども自身が、目の前の状況に「困っている」場合には、支援・指導を素直に受け入れ、行動は変わっていくと期待できます。問題は、子ども自身が「とくに困っていない」という場合です。

ただ、タイプが違う以上、支援のしかたは違って当然です。同じような対応で、同じ反応が返ってくるものと期待すること自体が、無理な話なのです。

支援・指導が必要な子②

「困っていない子」の支援・指導はむずかしい

根気よく接しようとしても、なかなか変化がみられないのが「困っていない子どもたち」。支援・指導の場は不快なものになり、「むずかしい子だ」と思われてしまいがちです。

「困った」という自覚がない子どもは……

周囲を困らせていても、自分は「困っていない」という子どもたちも、自分が置かれている状況に満足しているわけではありません。「うまくいっていない」という思いの表れ方が、「困っている子」とは少し違うのです。

「むずかしさ」の背景にあるものを見出そう

子どもはだれでも、多かれ少なかれ「困ったこと」をするもの。なかには周囲に心配をかけ続ける子もいます。

まわりに目をかけてくれる人がおらず、適切な支援・指導を受けてこなかったという場合もあるで

うぜっ！
殴ってやろうか？

怒っている！
うまくいかない状況にイライラ。破壊的、破滅的な行動に出やすい

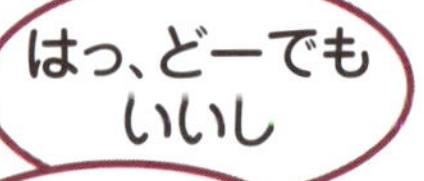
はっ、どーでも
いいし
放っておいて
くれないかな

やる気を失っている
うまくいかないのが当たり前。「どうせ、こんなもの」とあきらめている

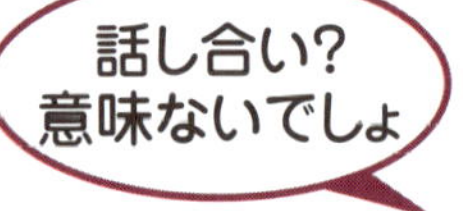
話し合い？
意味ないでしょ

決めつけている
「これでいい」「これがいい」と決めつけて、「もっとうまくいく方法」を探すことはない

しょう。一方で、支援・指導を受ける場はあっても、それがなかなかうまくいかなかったということも少なくありません。

そうした子に対しては、「むずかしい」と見放すのではなく、むずかしさの背景にあるものを見出し、適切なかかわり方を探っていくことを考えましょう。

困っていない子と接する大人は……

支援・指導する側にも、不快な思いが生まれやすくなります。

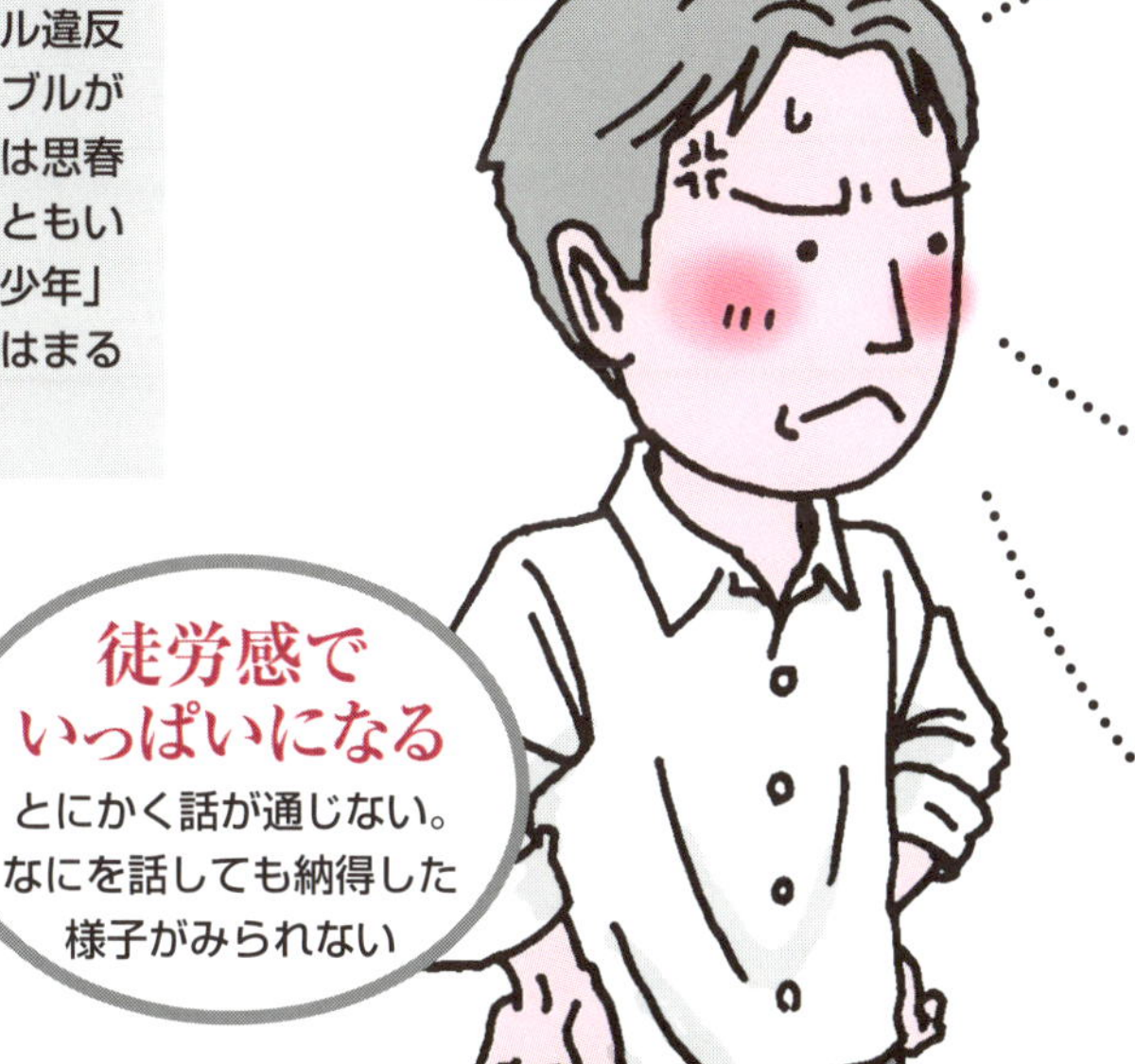

イライラしてくる
憎まれ口、言い訳が多いうえ、やっと「反省」を口にしたかと思ったら、すぐまた同じことをくり返す
徒労感でいっぱいになる
とにかく話が通じない。なにを話しても納得した様子がみられない

医学的な呼び名もある

困ったふるまいがなかなか改まらない場合、医学的には「反抗挑戦性障害」あるいは「素行障害（行為障害）」などという診断名が下される可能性があります。ただし、投薬などの医学的治療によって簡単に改善するものではないため、通常は診断を問題にする前にやるべきことがいっぱいあります。

反抗挑戦性障害
反抗的、拒絶的、挑戦的な態度で、まわりとのトラブルを起こしやすい状態が続いている子どもにつけられる診断名。主に学童期にみられる

適切な支援・指導がないと

素行障害
人や動物に対する攻撃性が高く、破壊的な行動や、反社会的な行動、重大なルール違反などをくり返し、トラブルが続いている状態。多くは思春期にみられ、行為障害ともいわれる。いわゆる「非行少年」は、この診断名に当てはまることが多い

適切な支援・指導がないと

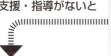

反社会性パーソナリティ障害
人をだます、傷つける、ものを盗むなど、何度も犯罪をくり返す大人（18歳以上）につけられる診断名

犯罪行為とは無縁でも、ひきこもりなど、社会とのかかわりが薄くなっていくことも

なぜ話が通じない？①

支援・指導のしにくさの裏に「メタ認知」の不調あり

支援・指導がむずかしいと思われてしまう子には、共通する面がみられます。キーワードとなるのは「メタ認知」。社会性の獲得に欠かせないメタ認知が獲得できていないのです。

ものごとのとらえ方は変化する

通常、子どもは10歳前後になると、身体的な面だけでなく、心理的な面でも大きな変化を遂げます。心理的な成長を支える要因のひとつが、「メタ認知の獲得」です。

▼幼児期にみられるパターン

自分はボール遊びがしたい
↓
相手は違う遊びをしたいと思っていることに気づかない
↓
強引にボール遊びにつきあわせようとする
↓
トラブルが起きやすい

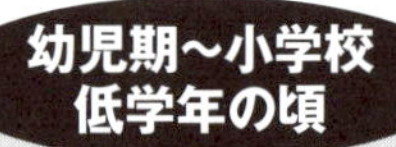
幼児期～小学校
低学年の頃

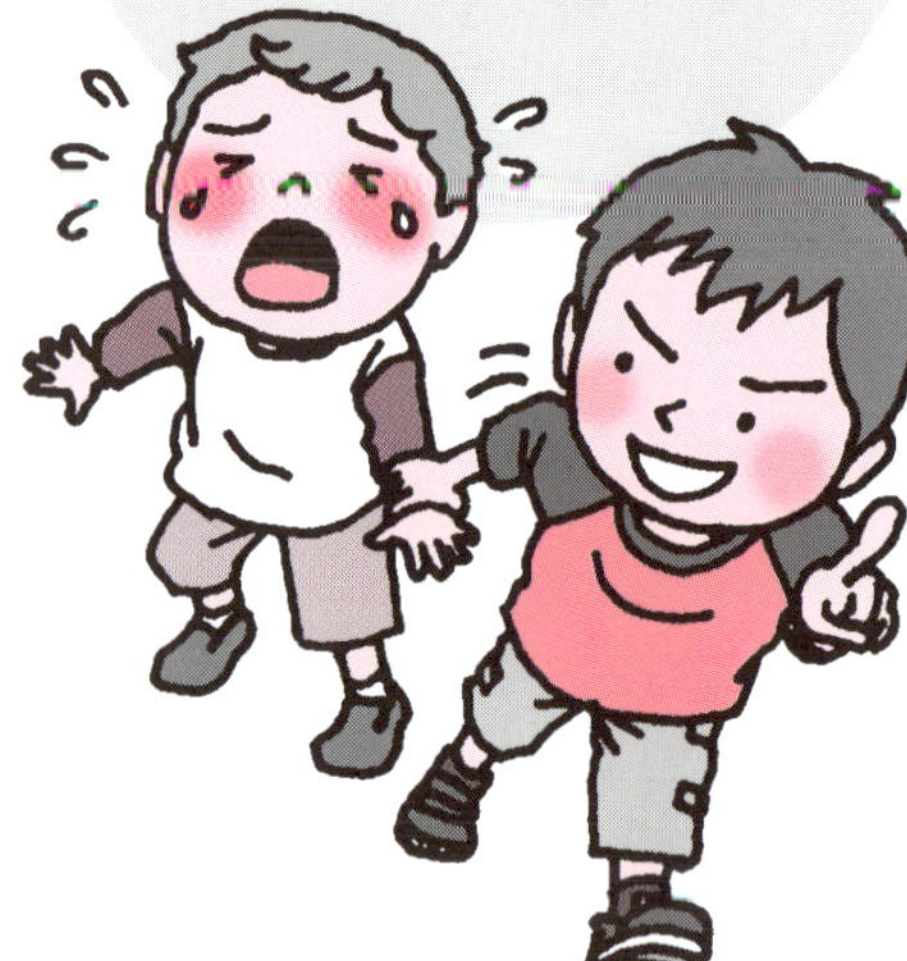
自分が「認知」した
もので世界は成り立っている
対象
認知
面白い/つまらない/
いい人/悪い人
……など

自分を客観視しにくいと人の気持ちも想像しにくい

「認知」とは、見たり、聞いたりしてとらえた外界からの情報を理解したり、情報をもとに判断したり、考えたりすることをいいます。「メタ認知」とは、さらに大きな視点から「自分はものごとをこのように認知している」と理解することをいいます。

メタ認知を獲得することで、子どもは自分を客観視できるようになります。「私」と「あなた」の違いを自然に理解できるようになり、社会性が磨かれていきます。

逆にいえば、メタ認知が整わなければ、人の気持ちは想像しにくいもの。さまざまなトラブルをかかえやすくなってしまいます。

メタ認知の獲得が不十分だと……

- 相手の言動の意味・意図をつかみにくく、対人トラブルが起きやすい
- 自分の感情や思考でいっぱいで、切り替えがむずかしい
- 自分の姿を客観的にみられないため、「困った状況にある」ことに気づきにくい(=困っていない子)

9~10歳頃

「世界をみる自分」を客観視できるようになる=メタ認知を獲得する

対象

認知
面白い/つまらない/いい人/悪い人……など

「メタ」は「高次の」という意味

メタ認知
自分は今、面白い(つまらない/いい人/悪い人)と思っている

社会性の発達が急速に進む

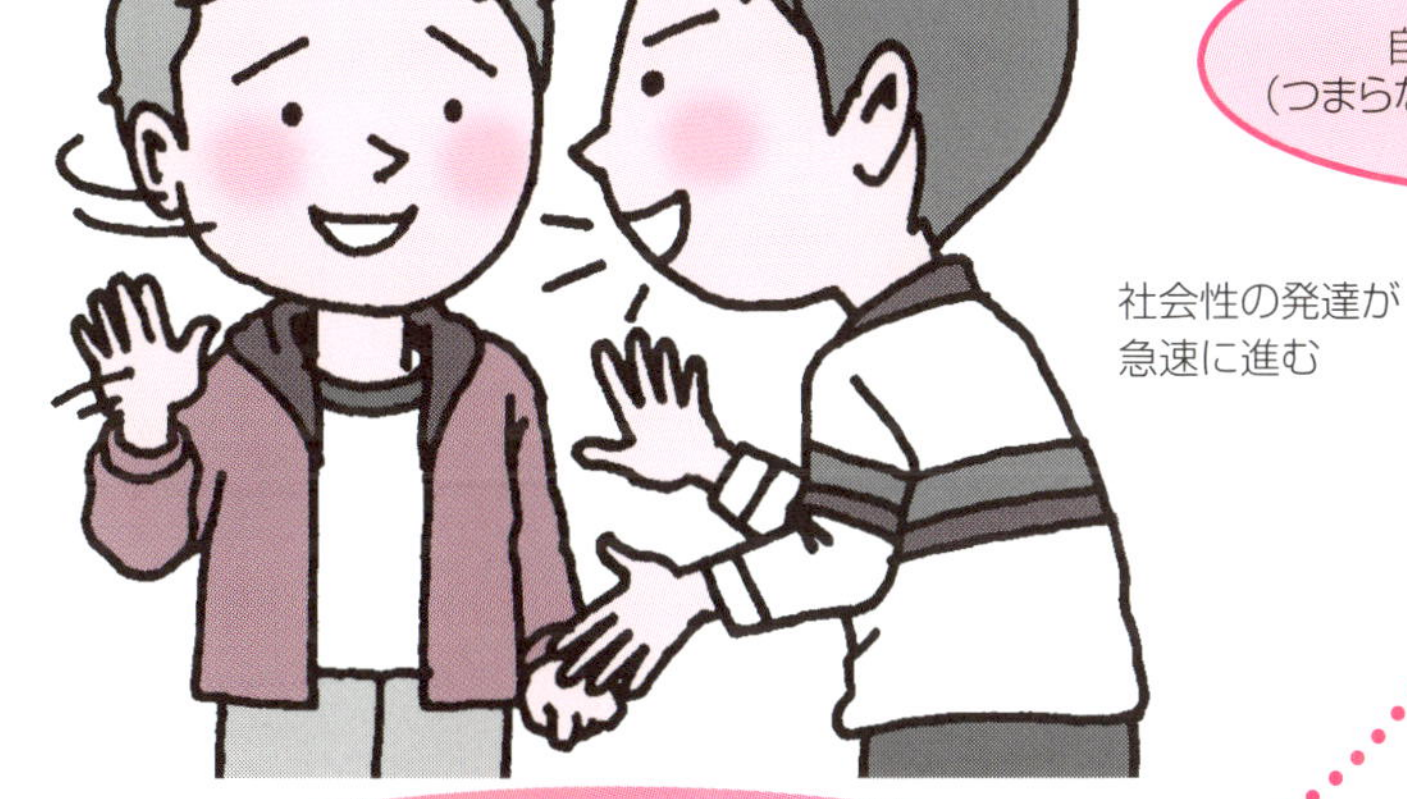
今日はいいや
わかった。じゃあ、また今度ね

「あなた」と「私」がとらえる世界は違うことを理解する

違う考え方の人もいる

私はこう考える

▼メタ認知を獲得すると……

自分は「こうしたい」と思うので相手を誘ってみる
↓
相手に断られる
↓
「別のことがしたかったのだろう」と理解し、納得する

なぜ話が通じない？②

「メタ認知」を獲得しにくくする三つの要因

子どもは育ちの過程のなかで、さまざまな人とふれ合い、自分を客観的にとらえる目が育っていきます。それが「メタ認知」の獲得につながります。しかし、その過程がうまく進まないこともあります。

3つの要因は重なることもある

自分を客観的にみられる目＝メタ認知の獲得を阻む要因は３つに大別できます。３つの要因が複雑に絡み合うことも少なくありません。

発達障害の存在

- 相手のことを想像する力がもともと弱いことがある
- こだわりが強く、視点の転換がむずかしい
- 気が散りやすく、イライラしやすかったり、思いつきで行動する傾向が強すぎたりする

もって生まれた脳機能の障害。適切な支援がないと、「うまくいかない経験」が増えてしまうおそれがある

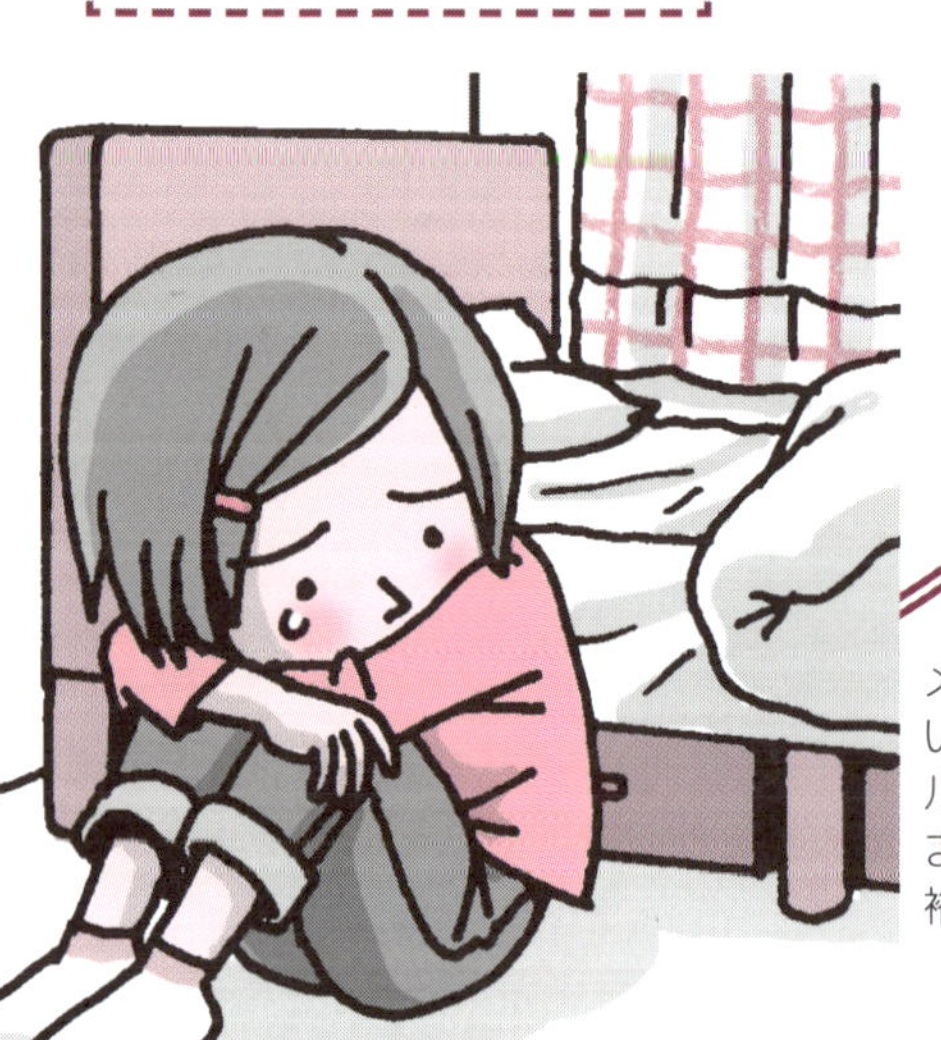

メタ認知の獲得が覚束ないと、さまざまなトラブルをかかえやすく、ますます自分を客観視する余裕がなくなってしまう

虐待を受けてきた／受けている

●強いストレスを受け続けているため、心に余裕をもてない

●身近な人に心身を傷つけられたことにより、人を見る目、人への接し方にゆがみが起きてしまう。「自分を見る目」もゆがんでしまう

一度はメタ認知を獲得できていた場合でも、つらい経験が重なると、客観性が失われてしまうこともある

「うまくいかない経験」の積み重ね

●いろいろな理由で起きる悩み、それによるストレスが強い場合には、余裕のある視点は確保しにくくなる

●学校生活では、学業不振は「うまくいかない経験」の代表。成績が悪いと「ダメな自分」を強く意識しやすい

育ちの「ゆがみ」が生じやすい

困ったふるまいをくり返す子は、「さまざまな問題をかかえている子」でもあります。

なにが問題かは、子どもによって違います。発達障害のように、もって生まれたものかもしれませんし、家庭環境かもしれません。両者があいまって学業がふるわず、プライドが大いに傷ついているということもあります。

いずれにしろ、彼らがかかえる「うまくいかないこと」は、育ちの「ゆがみ」をまねきやすくなります。その結果、発達の過程で獲得されるべきメタ認知が整わないまま、年齢を重ねていくということも起きやすくなります。

メタ認知の不調があると、聞く耳をもたず、問題となる行動の減らない「支援・指導のむずかしい子」という烙印を押されがちです。

しかし本当は、そう思われてしまう子どもほど、かかえている問題は大きく、適切な支援・指導を必要としているのです。

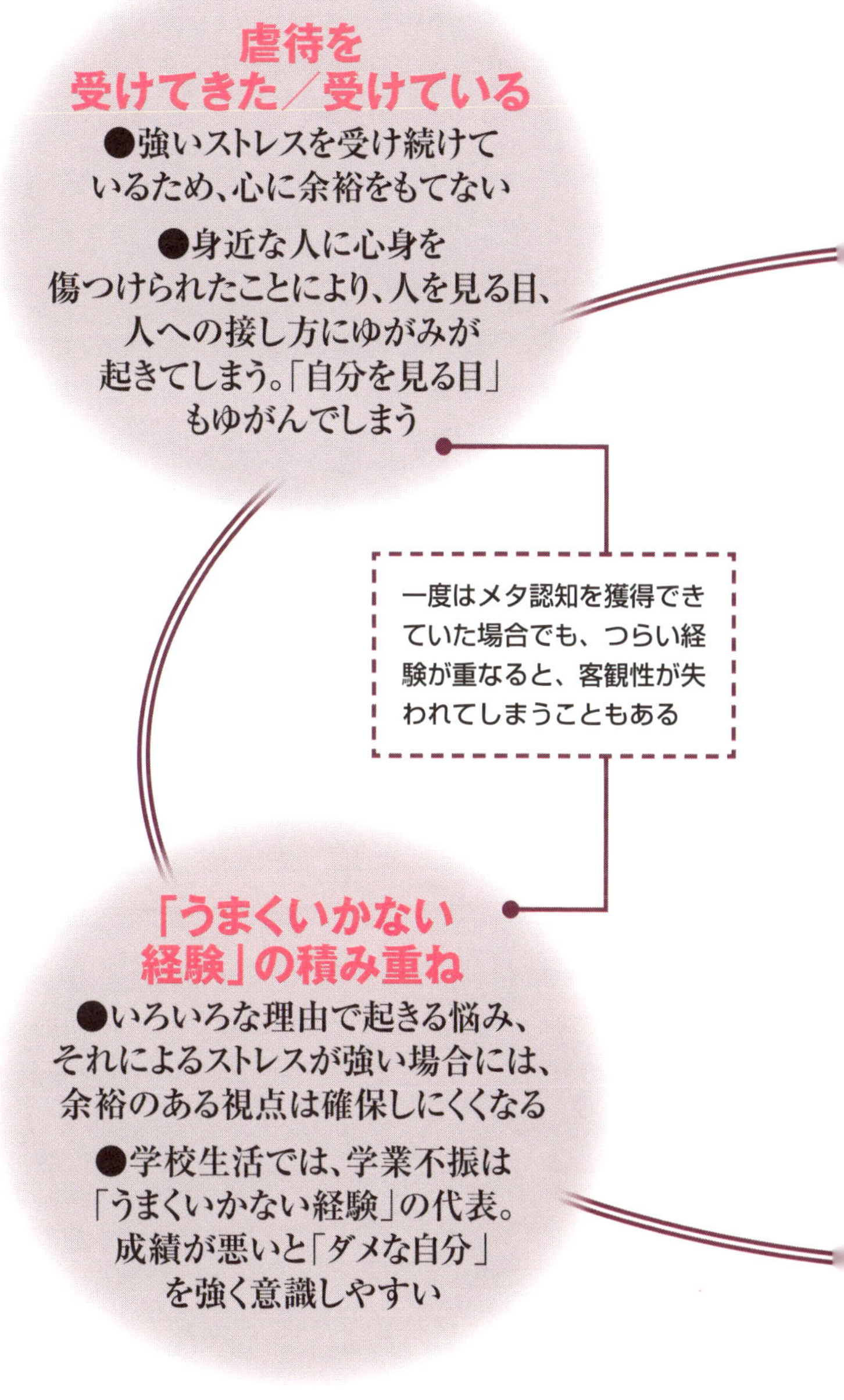

「説諭」「受容」は、困っていない子には逆効果

なかなか話が通じず、支援・指導がむずかしいと思われる子どもに対しては、「この子は、メタ認知の不調をかかえている？」と考えて、接していく必要があるでしょう。

怒りだす子、落ち込む子には別の対応法が必要

子どもの言い分をよく聞いたうえで、「でもね」と反論しながら諭したり、「そう感じているなら苦しいね」などと受容したりと、対応のしかたを柔軟に使い分けるのは、支援・指導の場でよくおこなわれていることです。

これがうまくいくこともありますが、メタ認知に不調がある子には通じません。反論しようものなら怒りだす子、受容を心がけるとますます落ち込んでしまう子には、別の対応のしかたを考えていく必要があります。

「困っている子」には有効かも

支援・指導の対象となる子ども自身が、「なんとかしたい」「どうすればうまくいくだろう」と答えを求めているのであれば、話し合いのなかから、自分の問題を解決するヒントを見出してくれる可能性はあります。

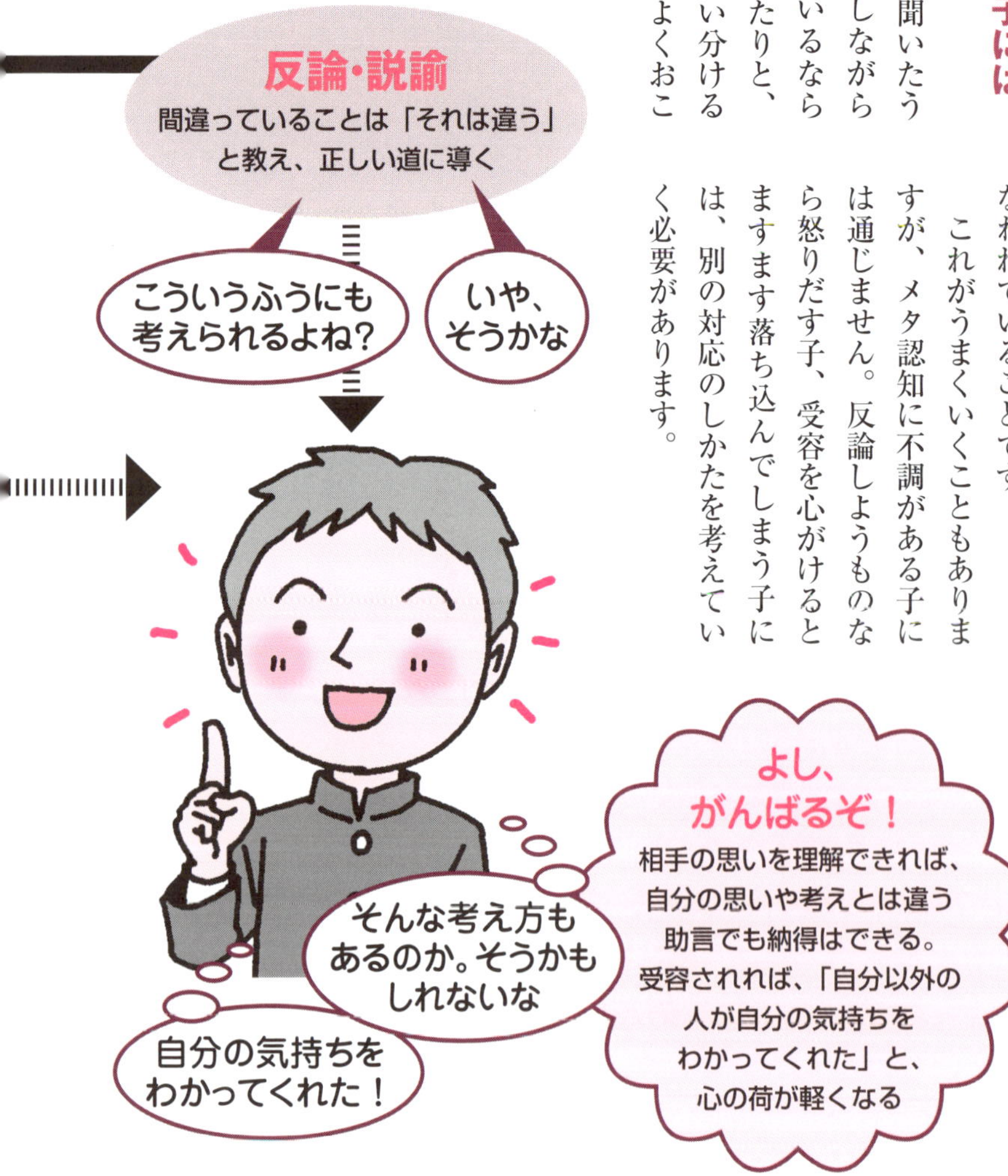

反論・説諭
間違っていることは「それは違う」と教え、正しい道に導く
こういうふうにも考えられるよね？
いや、そうかな
そんな考え方もあるのか。そうかもしれないな
自分の気持ちをわかってくれた！
よし、がんばるぞ！
相手の思いを理解できれば、自分の思いや考えとは違う助言でも納得はできる。受容されれば、「自分以外の人が自分の気持ちをわかってくれた」と、心の荷が軽くなる

「困っていない子」には通じない

メタ認知の不調をかかえている子は、「周囲は困るが、本人は困っていない」という状態に陥りやすくなります。支援・指導する側の思いは伝わりにくく、期待どおりの反応はなかなか返ってきません。

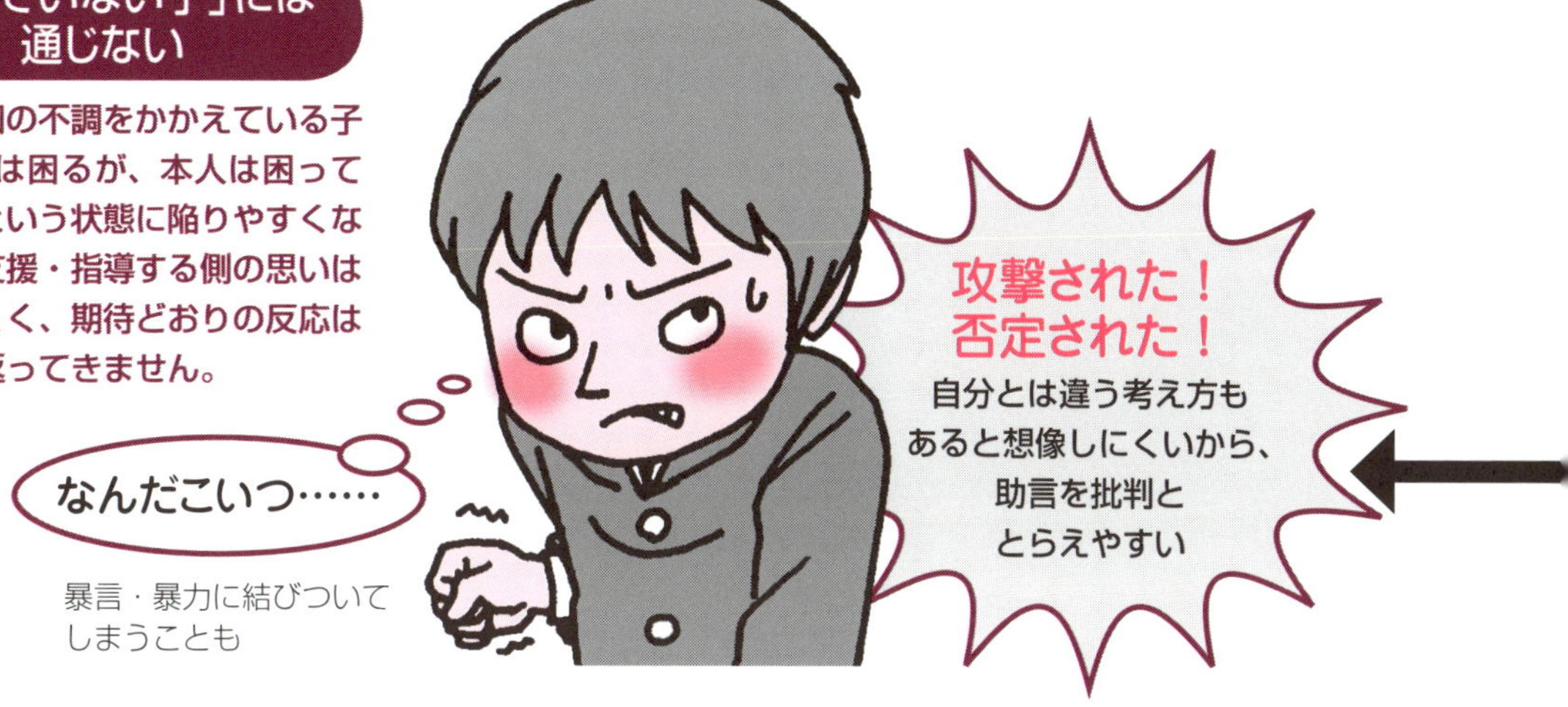

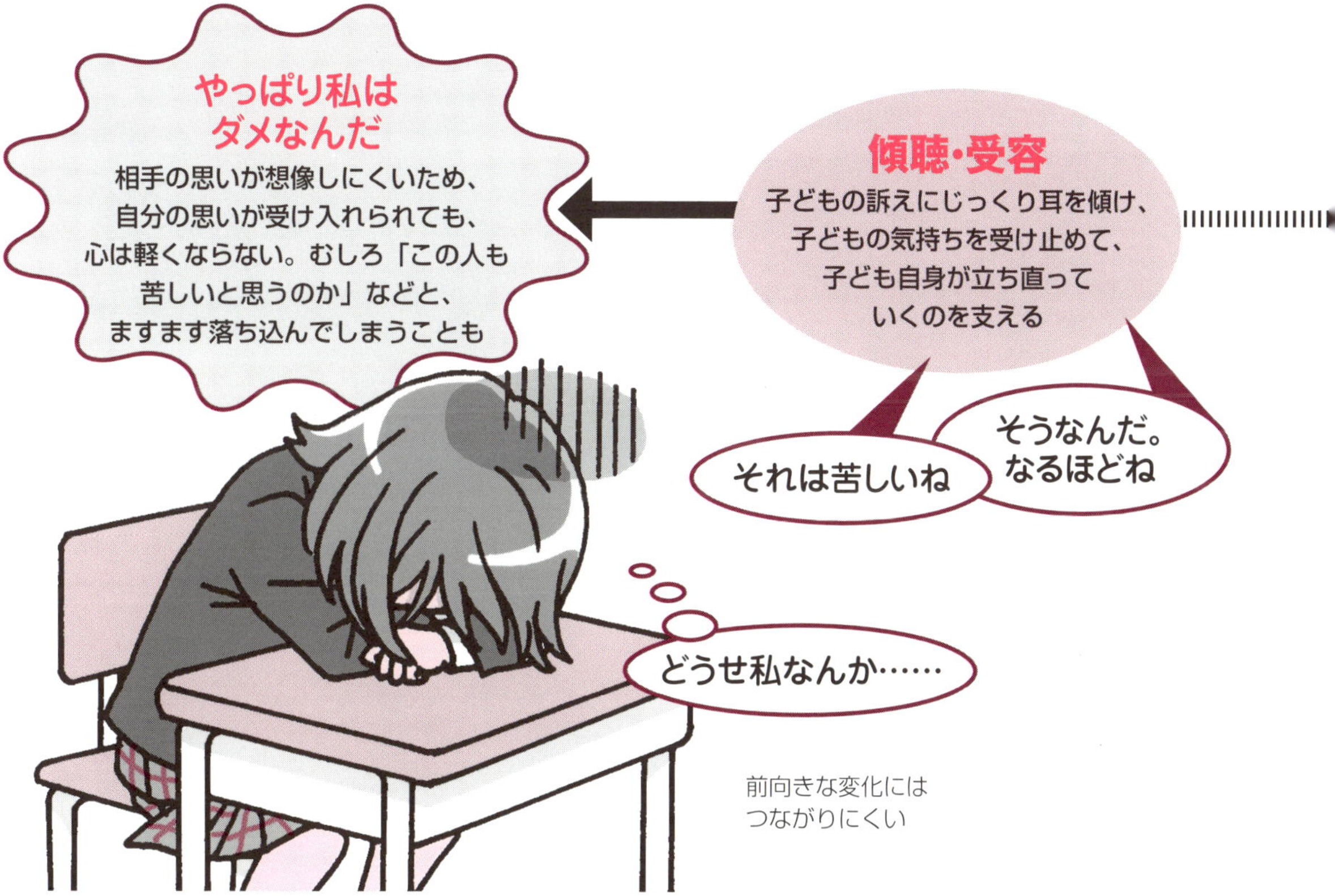

攻撃された!
否定された!
自分とは違う考え方もあると想像しにくいから、助言を批判ととらえやすい
なんだこいつ……
暴言・暴力に結びついてしまうことも
傾聴・受容
子どもの訴えにじっくり耳を傾け、子どもの気持ちを受け止めて、子ども自身が立ち直っていくのを支える
そうなんだ。なるほどね
それは苦しいね
やっぱり私はダメなんだ
相手の思いが想像しにくいため、自分の思いが受け入れられても、心は軽くならない。むしろ「この人も苦しいと思うのか」などと、ますます落ち込んでしまうことも
どうせ私なんか……
前向きな変化にはつながりにくい

どうすればいい？

困っていない子にこそ必要な「対話」でのやりとり

説諭・受容など、よくある働きかけの方法が通用しない子だからといって、なにも考えていないというわけではありません。彼らが考えを深めていけるようなやりとりが重要です。

「第3の方法」で望ましい方向へ

正しい意見を言い聞かせるだけではなかなか変わらない。寄り添うだけでは、一向に望ましい方向へは進めない――そのような場合には、いっしょに歩き、子ども自身が望ましい方向を見出せるように促していきましょう。そのために必要なやりとりが「対話」です。

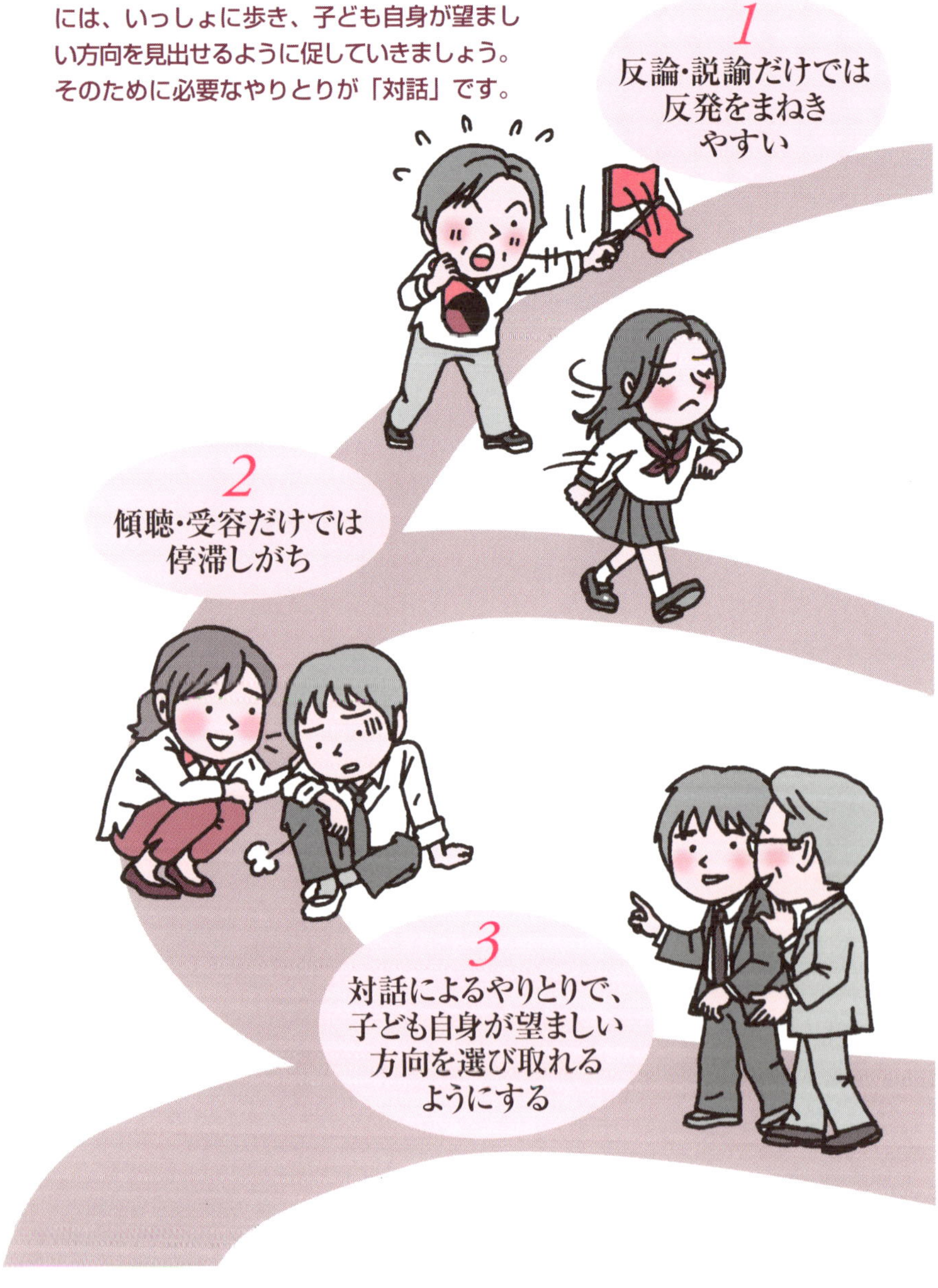

1
反論・説諭だけでは
反発をまねき
やすい

2
傾聴・受容だけでは
停滞しがち

3
対話によるやりとりで、
子ども自身が望ましい
方向を選び取れる
ようにする

対話を支援につなげるには

2人以上の人間が互いの考えを示し合い、違うところをはっきりさせながら、一致できるところは一致させていくやりとりが「対話」です。

とりとめのない言葉を交わすだけでなく、目指すべき方向を意識しながらやりとりを進めていくことが大切です。

「会話」で終わらせない

「日常会話」という言い方はありますが、「日常対話」とは言いません。ふだんから会話を増やすのはよいことですが、支援・指導を目的に子どもと話し合う際には、たんなる言葉のやりとりで終わらせないようにしましょう。

「演出している」という視点をもつ

「暴言・暴力ではない、気持ちの表し方をする」「学校に来られるようにする」など、支援・指導の目標を見定めたら、望ましい方向に本人が舵を切りやすくなる状況を「演出する」という視点で、対話を進めていくのが支援としての対話のありかたです。

ある程度の「練習」が必要

支援・指導の対象となる子どもと対話を成立させ、進めていくにはテクニックも必要です。「こんな状況になったら、この言葉を使うとよい」と、あらかじめ勉強し、練習しておきましょう。

本書には、困ったときに使える「魔法の言葉」がいっぱい! 頭に入れておき、使いこなそう!

相手がニッコリするようなやりとりができれば大成功

いくら正しいことを伝えても、子どもとのやりとりが起きなければ、おそらくなにも変わりません。そこで必要になるのが対話です。

支援者の発する言葉が一方通行のメッセージにならず、対峙(たいじ)する子どもが「ニヤリ(できればニッコリ)」とするような言葉のやりとりを交わすこと、それが対話です。

話がかみ合わない子と対話が成立する?

とはいえ、今まで話がかみ合わなかった子どもと、対話なんて成り立つのだろうかと思う人もいるでしょう。

話がかみ合わない状況を変えるのは、対話術の大切なポイントのひとつです。次章以降で、具体的な方法をお話ししていくことにしましょう。

COLUMN

支援・指導に発達障害の診断は必ずしも必要ない

子どもの特性を理解する助けになることはある

支援・指導がむずかしいと思われてしまう子どものなかには、専門の医療機関にかかれば、おそらく発達障害と診断されるだろうと考えられる子もいます。発達障害はいくつかのタイプに分けられますが、いずれもメタ認知の不調をまねきやすくします。ですから、「むずかしさ」の背景になんらかの発達障害が潜んでいることも多いのです。

支援・指導する側が子どもの特性を理解するうえでは、診断がひとつの助けにはなります。

ただ、発達障害の診断が支援・指導に必須というわけではありません。診断がついていてもついていなくても、子どもの個性に対応させる支援・指導は必要なのです。

▼対話と関係のある発達障害の主なタイプ

ADHD（注意欠如・多動性障害）
行動面での障害といわれ、極端な多動性、衝動性、不注意が三大特性。どの特性が強いかに個人差があり、年齢によっても変わってくる（→73ページ）

SLD（限局性学習障害）
全般的な知的能力の障害はないが、読み、書き、計算などの学習に必要な能力の一部に特異的な制約があるため、学習面でのつまずきが生じやすい（→81ページ）。LD（学習障害）ともいう

自閉症スペクトラム障害（自閉スペクトラム症）
社会的コミュニケーションのとり方や、対人関係の築き方に制約がある。自閉症、アスペルガー症候群などが含まれる（→73ページ）

知的発達障害
知的能力全般に遅れがある。重度であれば見逃されにくいが、軽度の場合、見逃されていることも（→81ページ）

子どもに伝わる！魔法の言葉

「聞く耳をもたない」と思われがちな子どもには、
彼らの心に響く「魔法の言葉」を用いてみましょう。
「魔法」がかかれば、言葉のやりとりが始めやすくなるでしょう。
ただし、魔法を使いこなすには、それなりの練習が必要です。
イメージトレーニングを重ねたうえで、実践の場に臨みましょう。

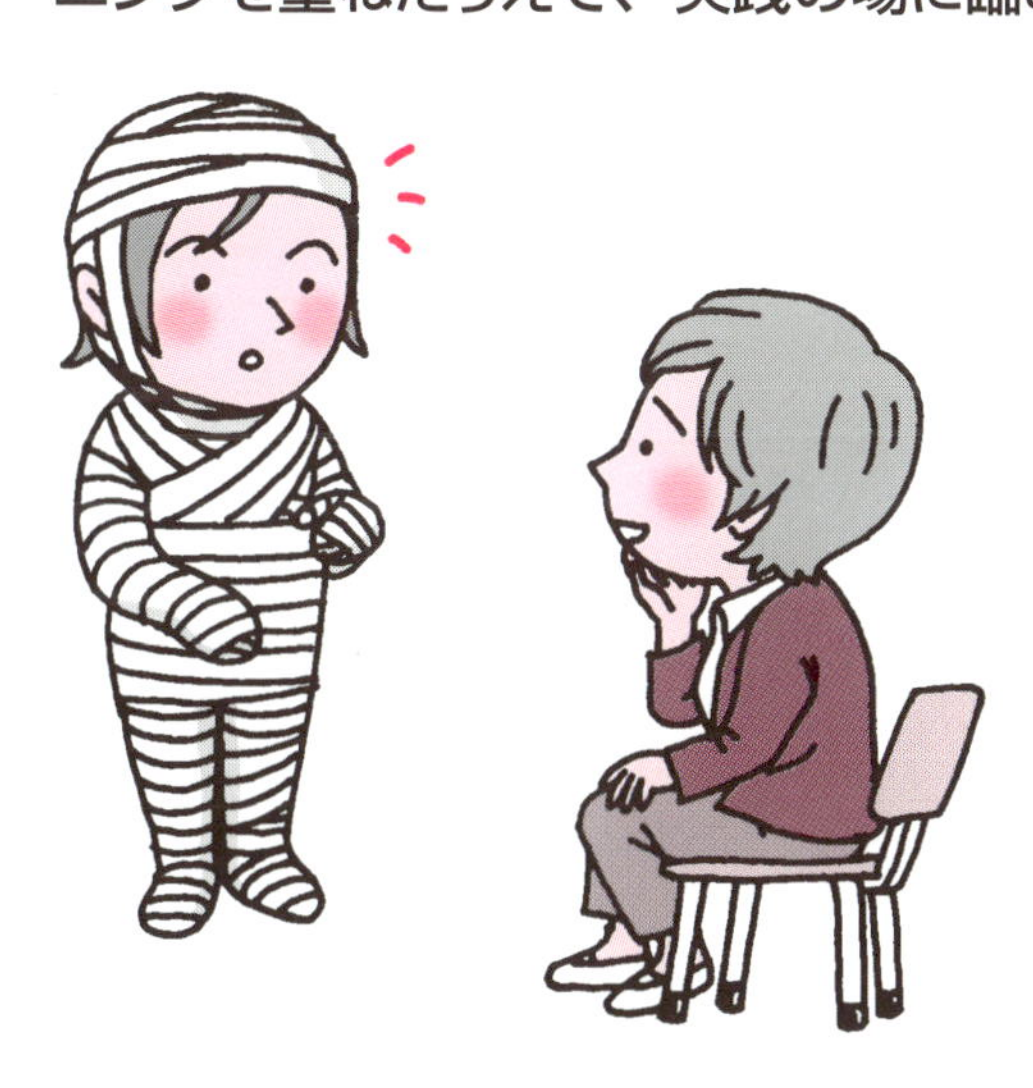

子どもとの対話の基本

「的外し」と「肯定」のフィードバックで魔法がかかる！

人生は長い船旅のようなもの。船を進めるのは子ども自身です。ただし、放っておいて上手に舵を切れる子ばかりではありません。適切なアドバイスが必要です。

促したいのは自己理解

対話を通じて、まずは子どもが自分自身をよく理解できるようになることを目指します。

安全な航海を続けるには、船のしくみを理解し、気象条件や潮流などに応じて舵を操作していく必要があります。これは、日々の暮らしも同じです。自己理解が深まれば、状況に応じた適切なふるまい方もできるようになっていくと期待できます。

「良いところ探し」ではない

自己理解を促すことと、「良いところ探し」は少し違います。「良い（長所）」は「悪い（短所）」と対を成す概念です。「あなたの良いところはここ」と示そうとすると、「では、悪いところは？」という話になっていきます。結果的に本人がやる気を失ってしまうことに。

良い・悪いという概念で色分けせず、あるがままの自分の姿に気づくことが大切なのです。

まわりの様子や、状況の変化の読み方

自分の考え方や、ふるまい方の傾向

自分の言動による周囲の変化

くらべることでよりわかりやすくなる

周囲を困らせる行動の多くは、人とのかかわり合いのなかで起きてきます。かかわりのある集団の中で話し合う機会を増やしましょう。

自分のことを客観的に見ることはむずかしくても、他人の姿は冷静に観察できる子も多くいます。ほかの子とくらべながら「自分はどうか」と考えてもらうことで、自己理解が深まりやすくなります。

フィードバックのしかたで結果は変わってくる

目的地に向かって対話を進めていくうえでは、適切なフィードバックが重要です。フィードバックとは、出力された結果を入力する側に戻すしくみのこと。もともとは工学用語です。随時、伝達される結果を受けて入力調整がおこな

「魔法」がかかれば対話が進む

対話は、主に言葉をやりとりすることで進んでいくもの。こちらから投げかける言葉しだいで、相手の反応は変わってきます。「魔法の言葉」を駆使して、望ましい方向へと対話を進めていきましょう。

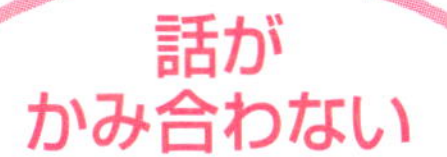

話が かみ合わない

支援・指導する側が教えようとしている「正しいこと」と、対象者の訴えが一致しない状態

不快な状況が起きてくる

子どもの反抗的な態度や言葉、なげやりな様子、一方的な主張のくり返しに、支援・指導する側もイライラ。対話は止まってしまう

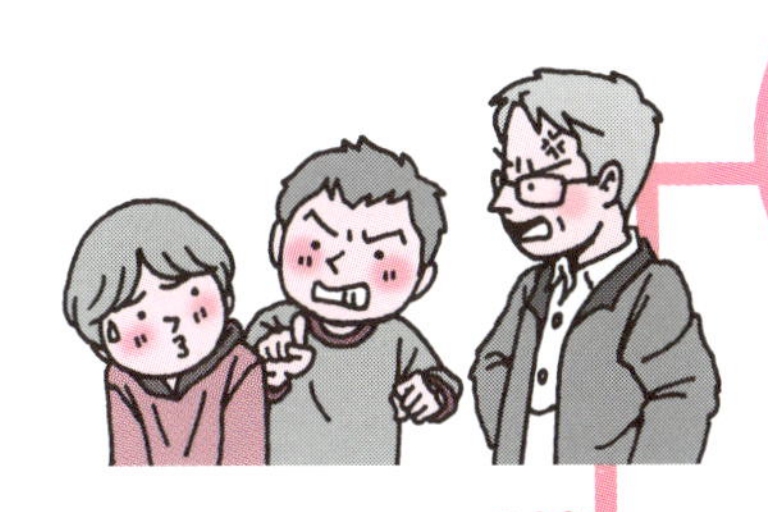

否定の否定はダメ！

「だって」「違うんです！」などと子どもが否定的になっている状況で、「それはダメ」と否定的に対応すると、状況はますますむずかしくなっていきます。そこで！

的外しの魔法

次ページで述べるような、訴えの内容から、あえて少し的を外したフィードバックをおこなうと、話し合えるポイントが見出しやすくなる

肯定の魔法

頭ごなしに否定しない。受け止めるだけでなく、肯定できる点を見つけて、ポジティブなフィードバックをくり返すうちに、子どもが発信する内容は変わってくる

対話が成り立つ／進み出す

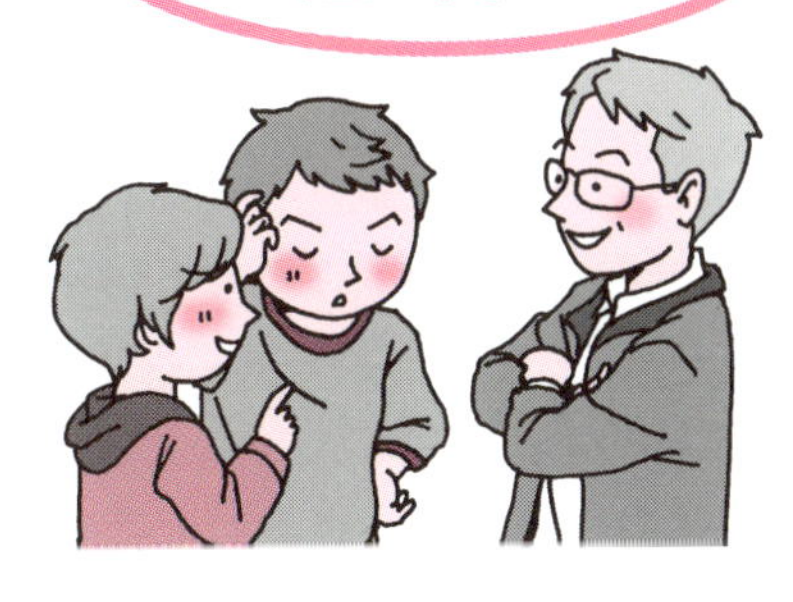

われることで、適正な結果に近づけたり、維持したりできるようになるわけです。

支援・指導としての対話を進める場面では、子どもの言葉や態度、表情を「出力された結果」ととらえてみましょう。それを受けて、支援・指導する側が言葉や表情で子どもにフィードバックすることで、次の「出力結果」は変わってきます。

対話を進めるには、フィードバックのしかたが重要です。このポイントを押さえておくことで、「話が通じない！」という嘆きも減っていくはずです。

対話のきっかけをつくる

困っていたんだね——汎用性の高い的外しの魔法

子どもの訴えの内容を深く掘り下げても、目指すべき「本人の気づき」は促せないことが多いもの。そんなときに使いたいのが「的外しの魔法」です。

対話を止める呪いの言葉

ぎょっとするような訴えに対しては、「なぜ」「どうして」と真意をはかりたくなるもの。また、子どもの悩みには真摯に向き合いたいという思いもあるかもしれません。

しかし、その結果、堂々めぐりのやりとりに終始してしまうこともあります。

●子どもが自分の考えや気持ちを訴えているが、その内容はとても肯定できるようなことではない

あいつを殺したい／死にたい／自分がこんな目にあうのは、全部○○のせいだ など

●ずっと同じ悩みを訴え続けている

みんなに嫌われている／なにもかもうまくいかない など

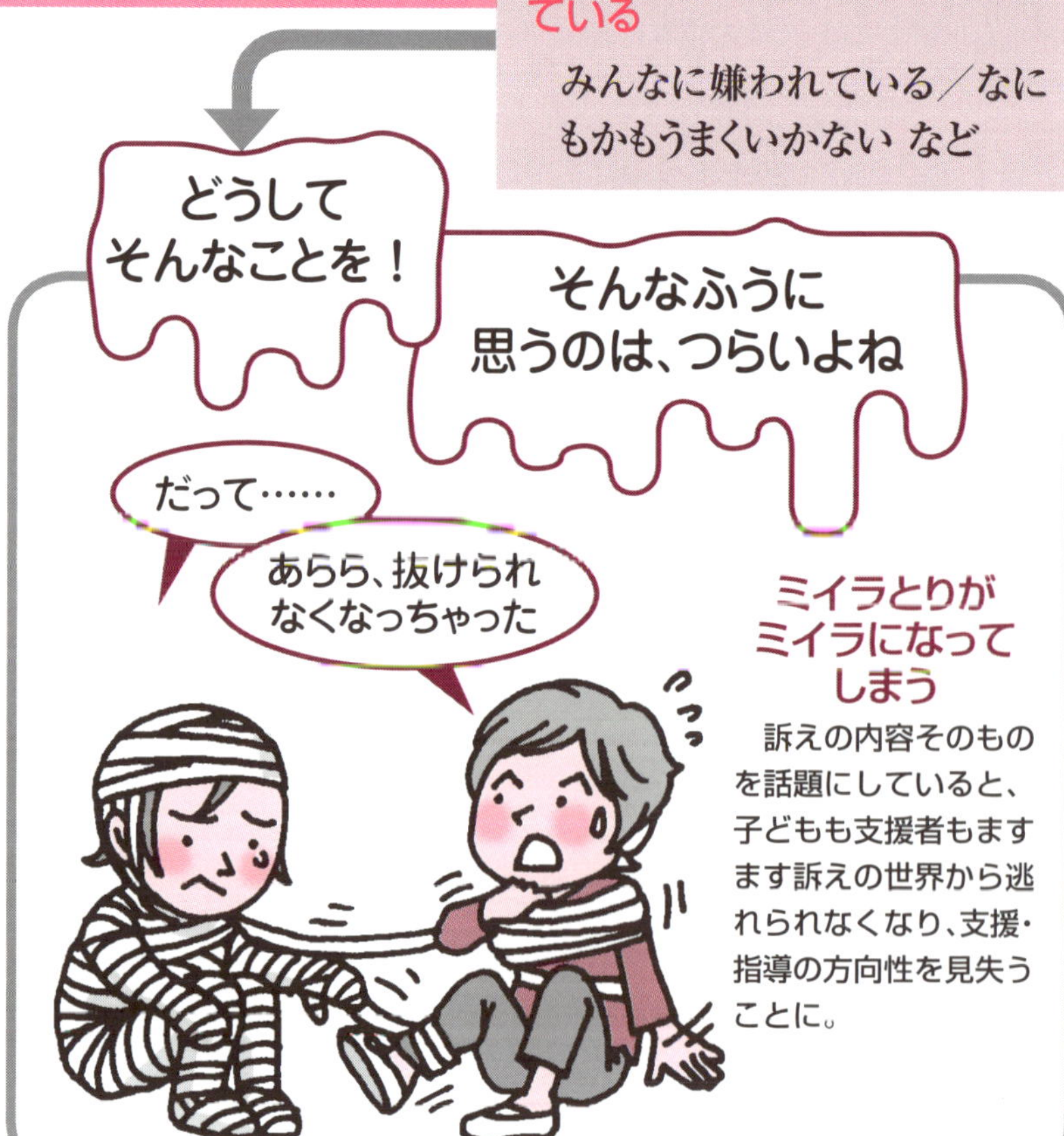
どうして
そんなことを！
そんなふうに
思うのは、つらいよね
だって……
あらら、抜けられ
なくなっちゃった

ミイラとりがミイラになってしまう

訴えの内容そのものを話題にしていると、子どもも支援者もますます訴えの世界から逃れられなくなり、支援・指導の方向性を見失うことに。

風通しをよくする魔法の言葉

本人が困っているときはもちろん、困っているという自覚はなくても使えるのが、的外しの魔法です。

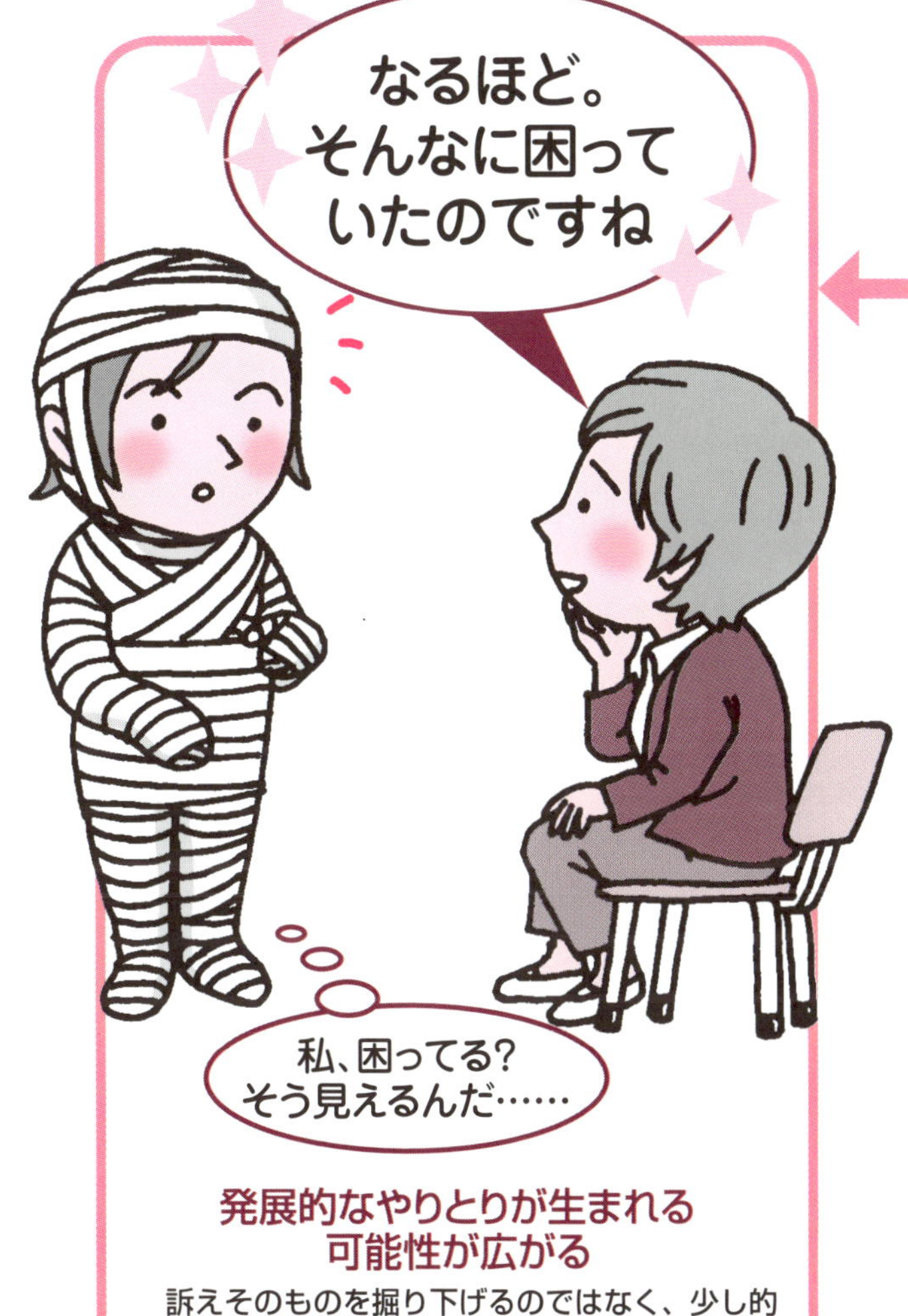
なるほど。
そんなに困っていたのですね
私、困ってる？
そう見えるんだ……

発展的なやりとりが生まれる可能性が広がる

訴えそのものを掘り下げるのではなく、少し的を外した返答をすることで、子どもの思考に余裕が生まれる可能性があります。

真意を掘り下げることで対話の流れが止まることも

子どもの発言に対する「なぜ？」「どうして？」などという返答が、対話の流れを止めてしまうことがあります。

「困っている子」（↓12ページ）なら、発言の真意を掘り下げることで、自ら問題の解決策を見出せる可能性はあります。しかし、「困っていない子」の場合、訴えの内容を前提にした問いかけは、子どものこだわりを強めるだけに終わる危険性が高いのです。

的を外した返答で止まった流れが動き出す

そんなときに使いたいのが、的外しの魔法、「困っていたんだね」の一言です。「死にたい」とか「ぶっ殺してやる」という子どもの言葉には真正面から対峙しない、的を外した介入法です。どこが的外しかといえば、子どもは一言も「困っている」とは言っていないからです。

「死ぬ」「殺す」という訴えと、「困っている」という言葉をくらべてみましょう。格段に生臭さは弱まっています。こうしたちょっとした言葉のやりとりによって、止まっていた対話が進み出す可能性が広がります。

あなたもわかっているように——ものわかりをよくする魔法

「正しいこと」をストレートに伝えようとすると、「関係ない」「うるさい」などと険悪な雰囲気になることも。まずは子どもに「ものわかり」をよくする魔法をかけましょう。

聞く耳をふさぐ呪いの言葉

「よいこと」「正しいこと」を教えなければ——と思うのは当然ですが、「わかっていないから、教えてあげる」という姿勢で発するメッセージは、「困っていない子」にはなかなか伝わりません。

●明らかに間違っていることをしたり、言ったりしている

ルールを守らない／勉強なんて無駄」などと言う／すぐに暴言を吐く など

●正しいことを教えたい

ルールは守るべき／勉強することは大切／暴言・暴力はよくないこと など

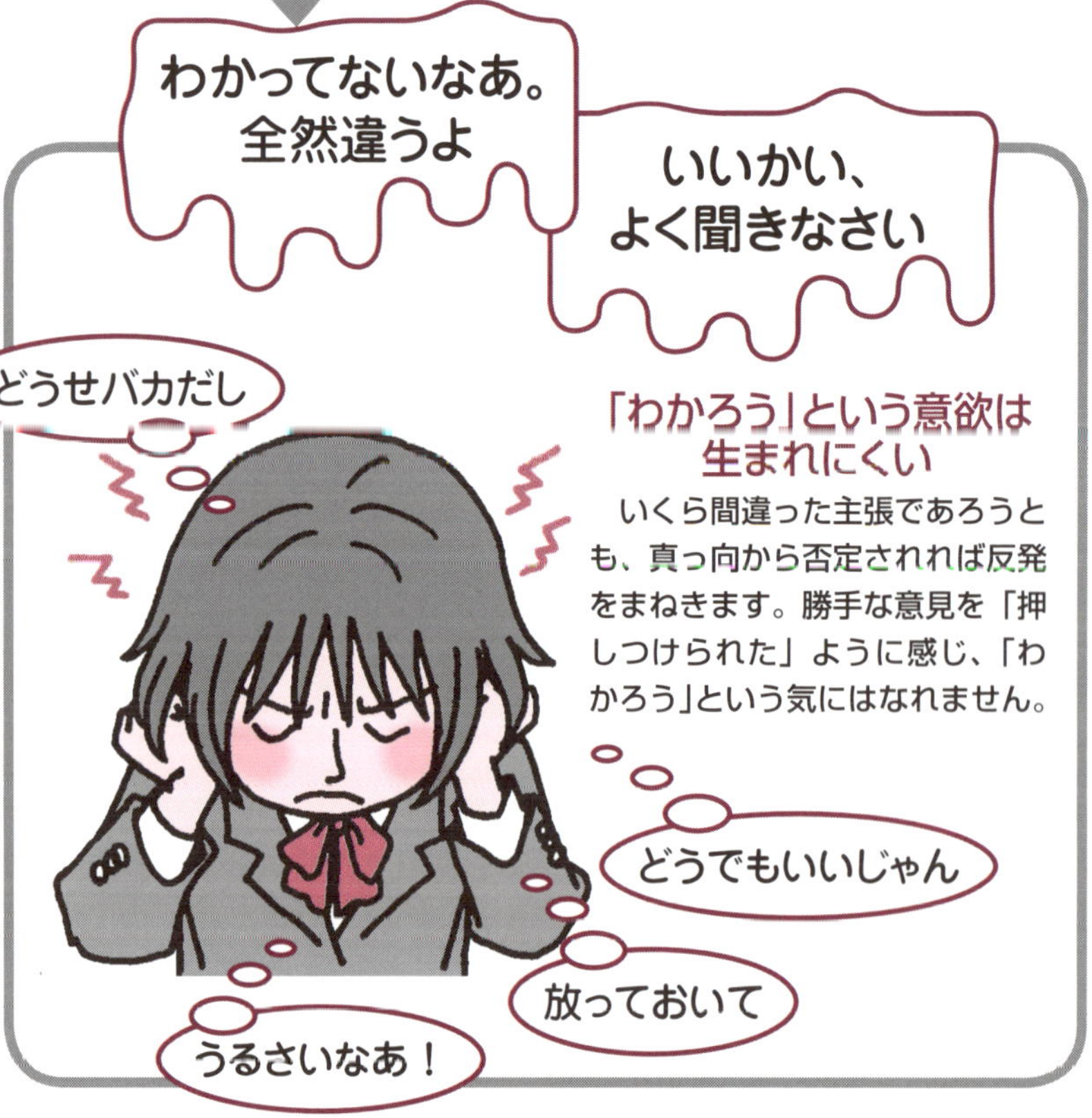

わかってないなあ。全然違うよ

いいかい、よく聞きなさい

どうせバカだし

どうでもいいじゃん

放っておいて

うるさいなあ！

「わかろう」という意欲は生まれにくい

いくら間違った主張であろうとも、真っ向から否定されれば反発をまねきます。勝手な意見を「押しつけられた」ように感じ、「わかろう」という気にはなれません。

ものわかりがよくなる魔法の言葉

「わかっていないなあ」と思っていても、「わかっているように」という枕詞を。「わかっていると思うけど」ではなく、断言することで「ものわかりをよくする魔法」がかかりやすくなります。

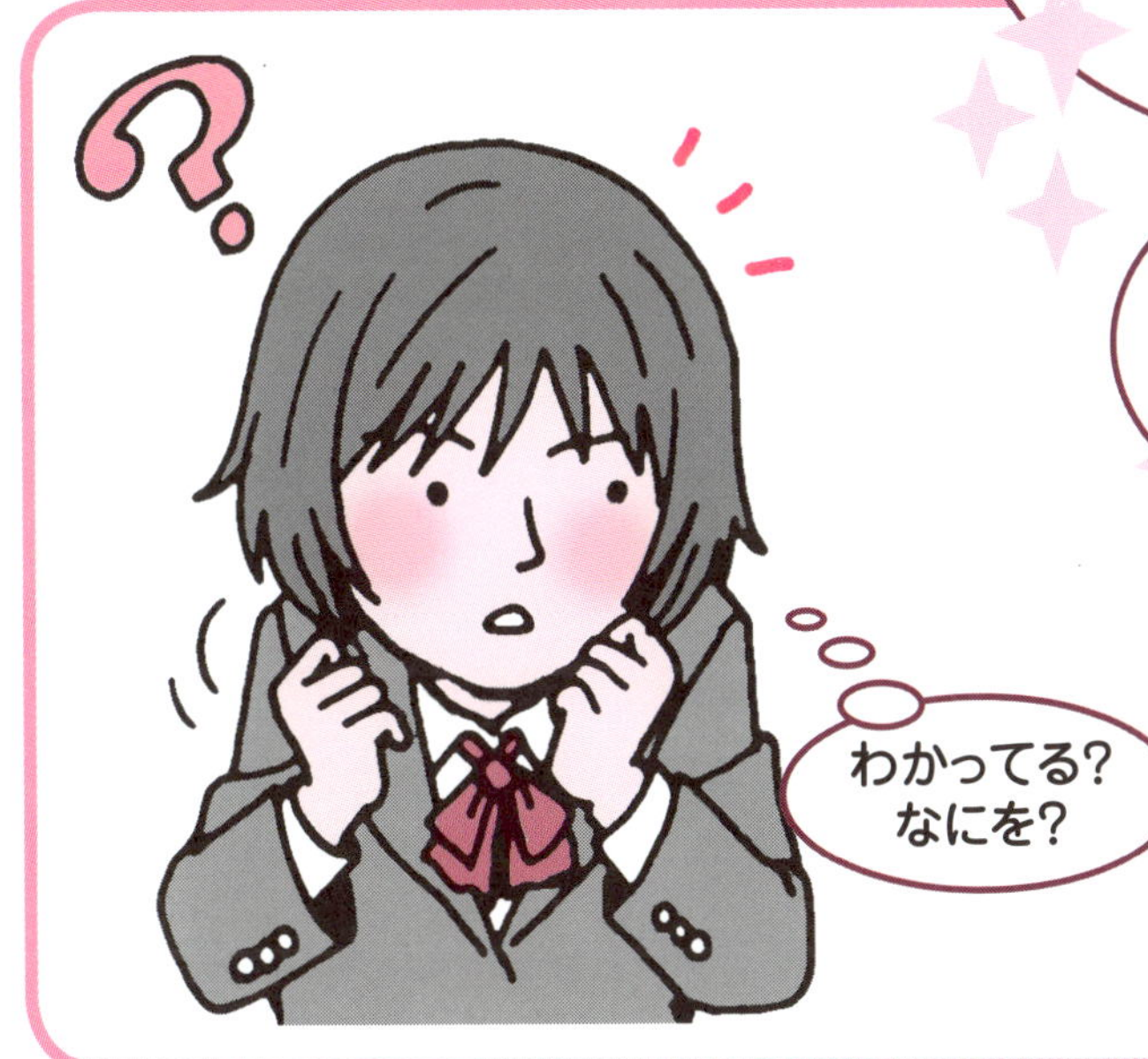
あなたもよく
わかっているように
○○は
△△ですよね
こういう話を
理解してくれるのは
きみくらいしか
いないよ
わかってる？
なにを？

「その先の話」を受け入れやすくなる

「わかっている」と肯定され、さらに「きみは特別だからわかる」と持ち上げられれば、「わかろう」という気持ちが生まれやすくなるもの。その先のメッセージが伝わりやすくなります。

肯定的な前提で話せば相手も肯定的になりやすい

伝えたいメッセージそのものは同じでも、メッセージの前にどんな言葉を投げかけるかで、子どもの聞く姿勢は変わってくるものです。

否定的な前提から始めようとすると、後に続くメッセージがどんなに正しいものであろうとも、素直に受け止められる可能性は大きく低下してしまいます。

逆に、肯定的な前提で話を進めると、相手も支援者の伝えたいメッセージを肯定的に受け止めてくれる可能性が高まります。結果的に、子どもの「ものわかり」がよくなったようにみえます。

ただし、子どもの言い訳によっては、「それは間違いだ」とはっきり告げたほうがよいこともあります。その場合は、また別の魔法が必要になってきます（↓36ページ）。

暴言・暴力が多い子に

がまんしていることが多いよね ──「気づき」を促す魔法

思いどおりにならないと、すぐに暴言を吐いたり手が出てしまったりする子どもは、支援・指導の場でも興奮しがち。しかし、「ダメ」と言うだけではなかなか変わりません。

反抗的な態度を誘う呪いの言葉

支援・指導の対象となる子どもの態度に、腹立たしさを覚えることも多いでしょう。しかし、怒りに任せて叱りつけると、子どもはますます反抗的になっていきます。

- ●ふだんから暴言・暴力が目立つ
- ●対話しようとしても、すぐに悪態をつくので話にならない

うるさい／関係ないだろう！ など

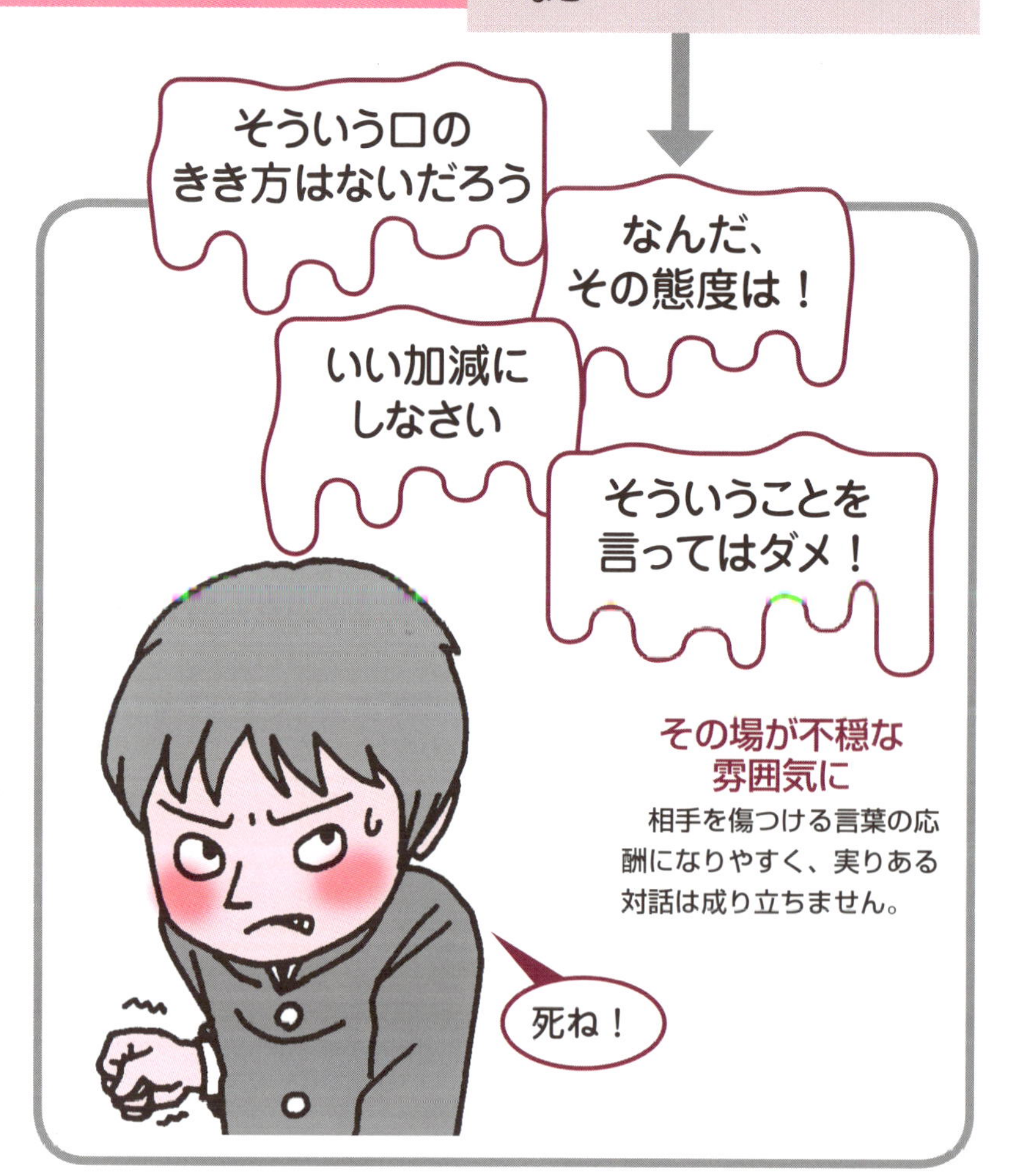
そういう口の
きき方はないだろう
なんだ、
その態度は！
いい加減に
しなさい
そういうことを
言ってはダメ！
死ね！

その場が不穏な雰囲気に

相手を傷つける言葉の応酬になりやすく、実りある対話は成り立ちません。

気づきを促す魔法の言葉

悪態は軽く受け流し、肯定的なフィードバックを心がけます。「がまんできていることが多い」と気づかせる、あるいは思わせると、子どもの興奮は鎮まりやすくなります。

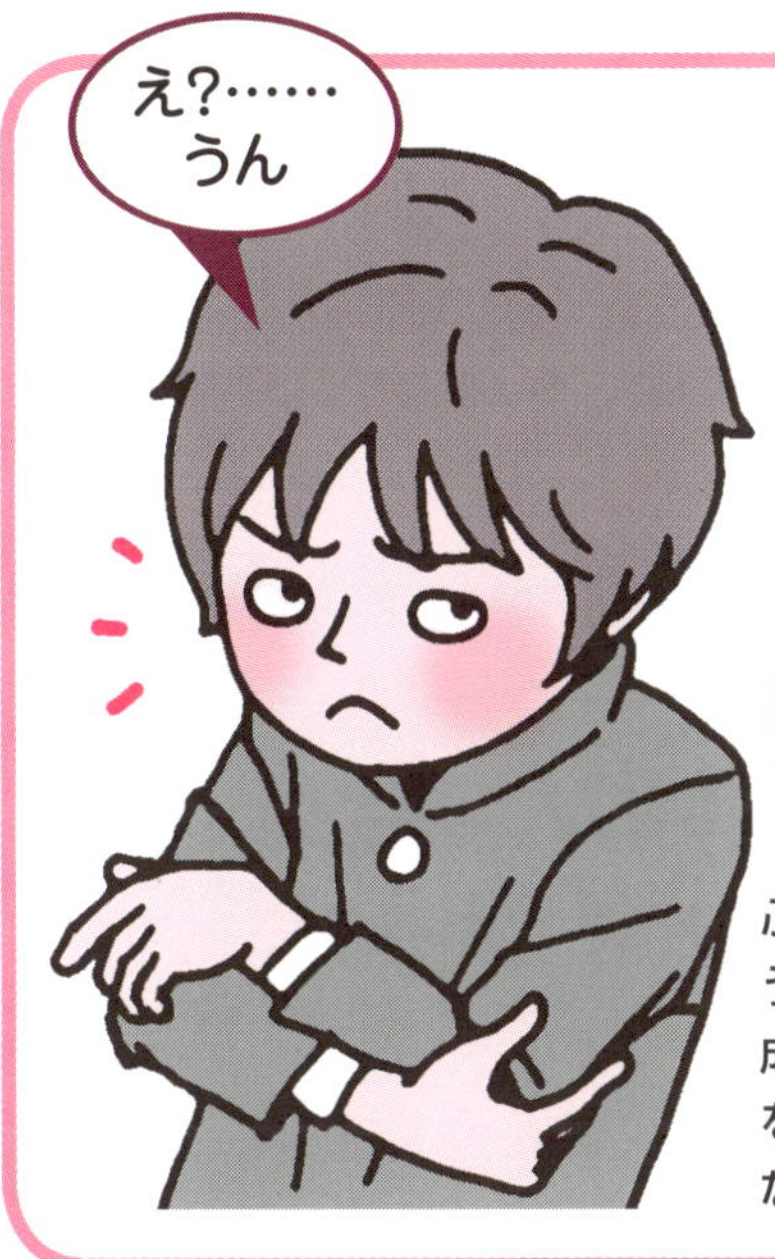

え?……
うん
(悪態をつかれたら)
また心にもない
ことを！
ねえ、あなたは
ふだん、がまんしている
ことが多いように私には
見えるのだけど、
違うかな?
そういうときは、
大声を出したりする前に、
私にこっそり教えてよ?

落ち着いて話し合える雰囲気に

子ども自身が自分のふるまいに気づけるようになれば、魔法は大成功。よいふるまい方を考えていけるようになると期待できます。

自分のふるまいを客観視させる魔法

すぐに暴言・暴力という間違った手段で感情を表出させてしまう子どもは、周囲とのトラブルが多くなりがちです。いきおい、「そういう言い方はよくない」「暴力はいけない」などと、言い聞かせなければならない場面も多くなります。

ただ、うまくいかないところや、間違っていることを指摘するときは、本人が納得できるように伝える工夫が必要です。この工夫が足りないと、支援・指導の場でも乱暴な言葉が出やすく、「ものわかりをよくする魔法（→30ページ）」が使える状況ではなくなってしまうおそれがあります。

暴言・暴力が多い子には、「よいふるまいをするときもある自分」に気づいてもらいましょう。自分を客観視させることで、「思いどおりにならないとき、どのようにふるまえばよいか」を話し合える可能性も高まります。

他者批判をする子に

そこに気がつくきみはすごい！ ──視点を変える魔法

自分のことは棚に上げて、ほかの子の批判ばかりくり返すときは、自己理解を促す絶好のチャンスです。批判の矛先をくるりと変える魔法をかけてみましょう。

●ふだんから困ったふるまいが多く、トラブルになりやすい

●トラブルがあって事情を聴くときなどに、自分のことは棚に上げて友だちの批判ばかりする

自分勝手なことばかりする／言い方が悪い／ルールを守らない など

ますます意固地にさせる呪いの言葉

批判する当の本人のほうが、もっとひどい──客観的には確かにそうでも、自分を客観的に見る目が不十分な子どもに対して、そのことを真正面から指摘するのは得策ではありません。

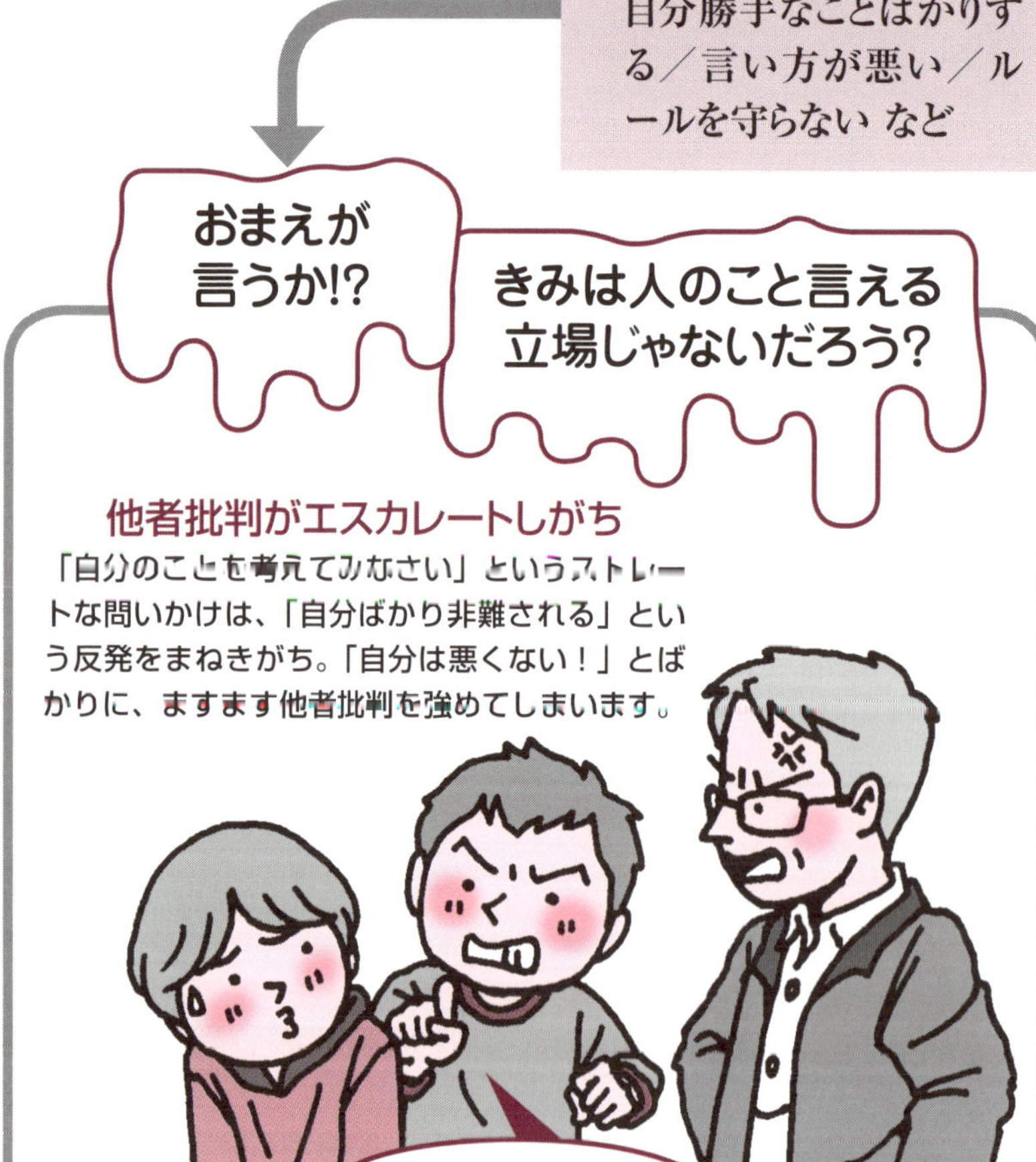
おまえが言うか!?

きみは人のこと言える立場じゃないだろう?

他者批判がエスカレートしがち
「自分のことを考えてみなさい」というストレートな問いかけは、「自分ばかり非難される」という反発をまねきがち。「自分は悪くない！」とばかりに、ますます他者批判を強めてしまいます。

だってこいつさあ！

自己理解へ転換させる魔法の言葉

批判の内容自体は当たっている点もあるのなら、「すごい！」という肯定的な切り返しで、視点を切り替える魔法をかけてみましょう。

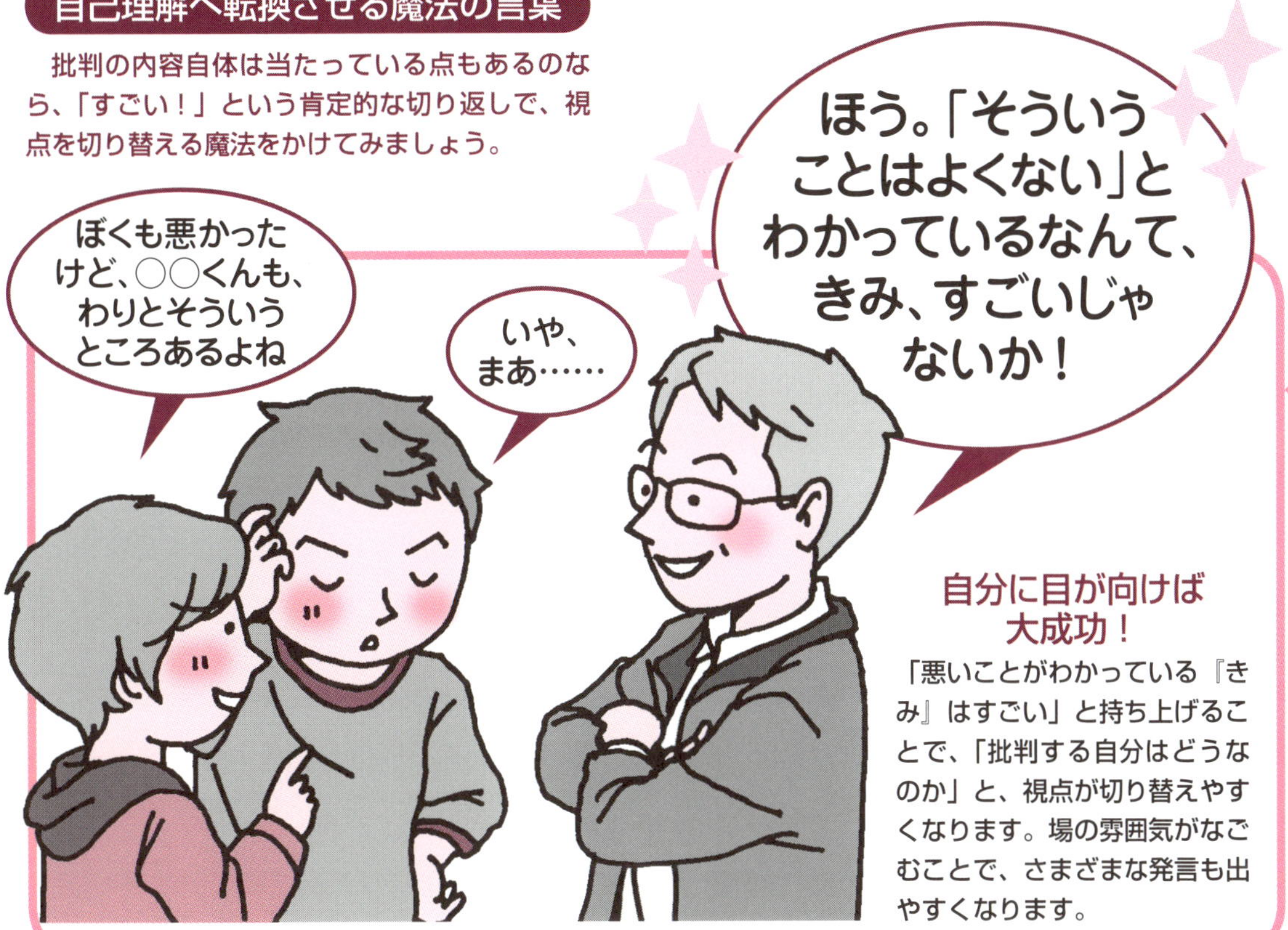

ほう。「そういうことはよくない」とわかっているなんて、きみ、すごいじゃないか！
いや、まあ……
ぼくも悪かったけど、○○くんも、わりとそういうところあるよね

自分に目が向けば大成功！

「悪いことがわかっている『きみ』はすごい」と持ち上げることで、「批判する自分はどうなのか」と、視点が切り替えやすくなります。場の雰囲気がなごむことで、さまざまな発言も出やすくなります。

批判する自分のふるまいを振り返るきっかけになる

いつも周囲を困らせてばかりの子どもが、トラブルの相手を辛辣に批判することがあります。批判の内容自体は当たっていても、批判する当の本人にも当てはまることばかりなので、まわりの大人は「あなたにそんなことを言う資格はない」と諭したくなります。

それもそうだと素直に納得してくれる子どもであれば、話は簡単。「言い過ぎた。ごめん」「こっちもごめん」で済んでしまいます。

そうはいかないときに使いたいのが、「すごい！」という肯定的な切り返しです。さらに「きみはよく気がつくから、意見を聞きたいのだけど」などと持ち上げながら、対話を進めていきましょう。

すると、相手を批判している自分もまた、同じようなことをしていると気づきやすくなります。他者への批判を自己理解につなげる魔法が「すごい！」なのです。

でたらめを言う子に

よくそんなこと！ある意味うらやましいよ――皮肉の魔法

対話を試みても、屁理屈のような「でたらめ」しか言わず、話し合おうという姿勢がまったくみられないことも。そんなときは、対話に引き込む魔法が必要です。

皮肉をまぶした否定が対話を生み出すことも

「死ね」「うるさい」などの乱暴な拒絶ではなくても、適当なことを言ってはぐらかし、ちっともまじめに話を聞こうとしない子どもを相手にして、イライラすることもあるでしょう。

でたらめな言い分に対しては、「それは違う」とはっきり伝えないと、実りある対話は生まれません。しかし、そのままの言葉では険悪な雰囲気になるだけのこともあります。

そこで使いたいのが「皮肉」です。でたらめな主張の内容そのものは取り合わない、「的外し」のための方法のひとつ。対話が生まれる余地をつくる魔法です。

不穏な展開につながる呪いの言葉

でたらめな発言を否定しないと対話は無意味なものになってしまいます。だからといって真正面から否定すれば、子どもが興奮して暴言につながることもあります。

●でたらめなことを言って、支援・指導を拒絶する

生活保護を受けて暮らすから放っておいて／学校ですることなんてみんな無駄 など

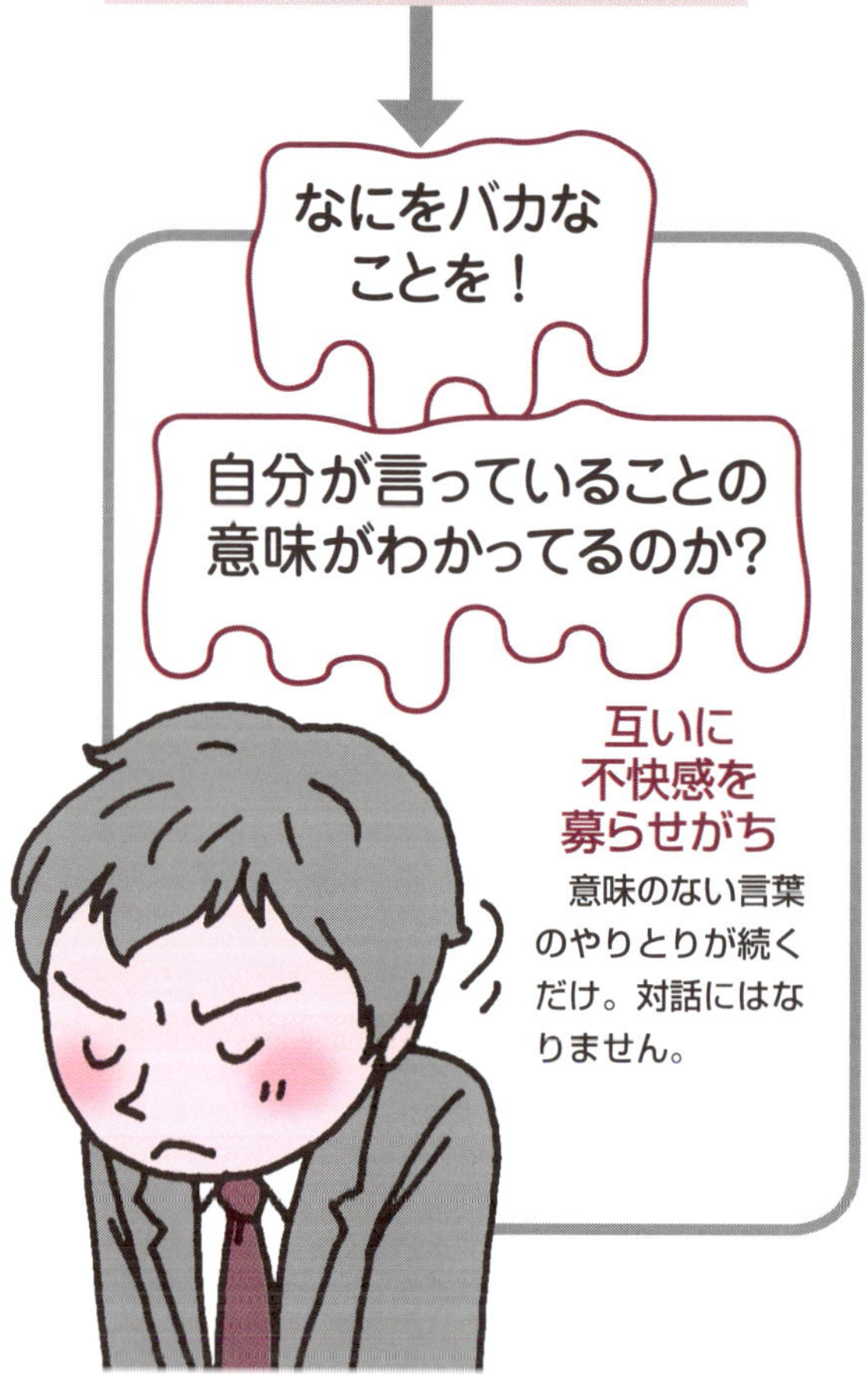

なにをバカなことを！

自分が言っていることの意味がわかってるのか?

互いに不快感を募らせがち

意味のない言葉のやりとりが続くだけ。対話にはなりません。

「ニヤリ」を呼び込む魔法の言葉

「間違っている」という指摘も、「皮肉」のフィルターをかけると、子どもの反応が変わってきます。言葉のうえではほめているので、意外に反発はみられません。皮肉に気づいてムッとしても、おさめる方法はあります。

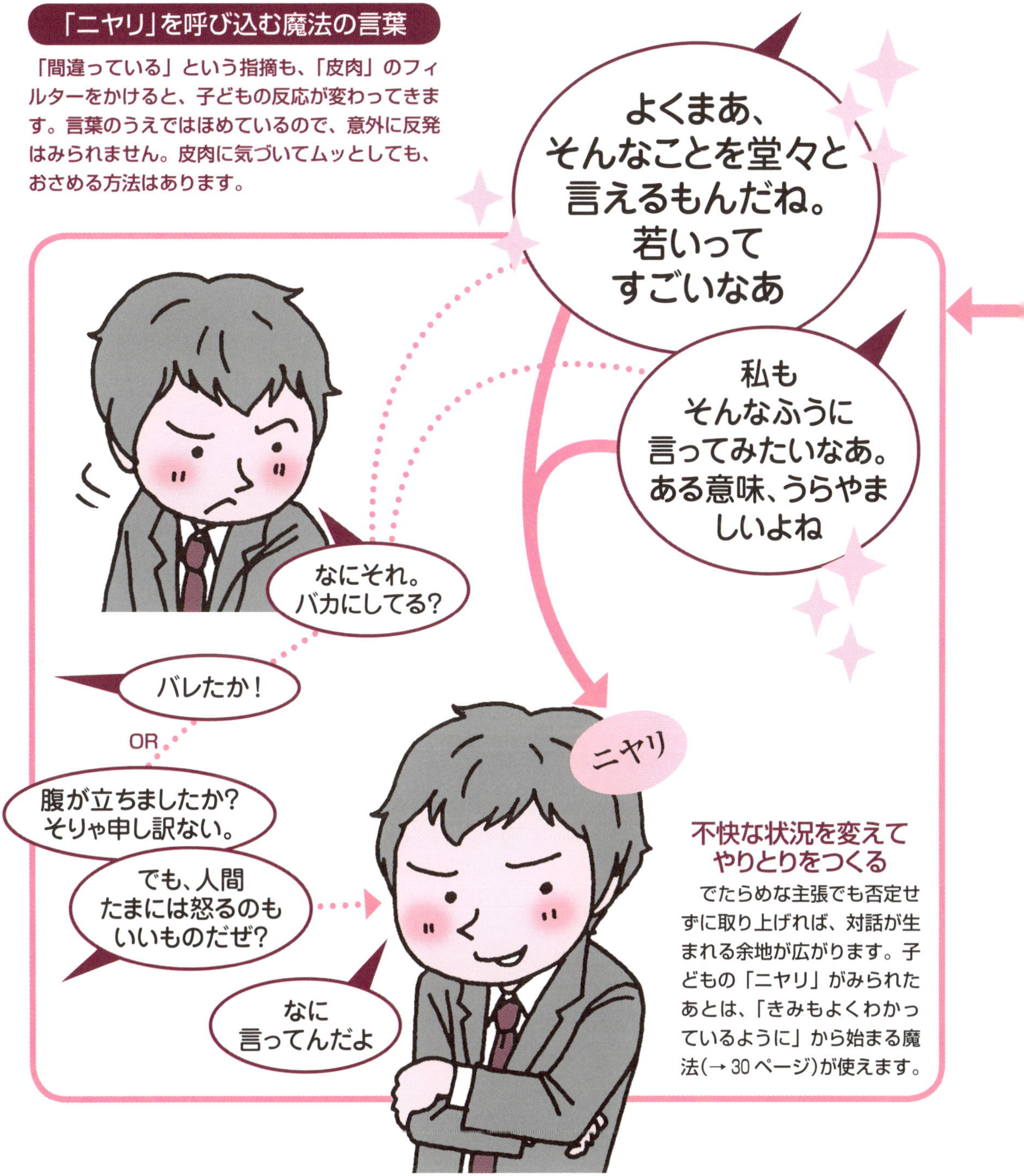

よくまあ、そんなことを堂々と言えるもんだね。若いってすごいなあ

私もそんなふうに言ってみたいなあ。ある意味、うらやましいよね

なにそれ。バカにしてる？

バレたか！

OR

腹が立ちましたか？そりゃ申し訳ない。

でも、人間たまには怒るのもいいものだぜ？

ニヤリ

なに言ってんだよ

不快な状況を変えてやりとりをつくる

でたらめな主張でも否定せずに取り上げれば、対話が生まれる余地が広がります。子どもの「ニヤリ」がみられたあとは、「きみもよくわかっているように」から始まる魔法（→ 30ページ）が使えます。

あ、きみ○○に興味があるの？ーウソを終わらせる魔法

虚言癖、つまりウソの話が多い子のつくウソは、人をだますのが目的というわけではありません。「また始まった」と思ったら、ウソをつかなくても済む魔法をかけてみましょう。

●明らかにウソだろうと思われるホラ話が多い

UFOを見た／じつは外国の要人が親戚／家に泥棒が入ってたいへんだった など

●「あいつは信用できない」と思われ、周囲の子から敬遠されている

ウソを呼び込む呪いの言葉

虚言癖のある子に対して「ウソはダメ」と教えても、それだけでウソをつかなくなるとは期待できません。追及すればするほど、さらなるウソをつかせることにつながりがちです。

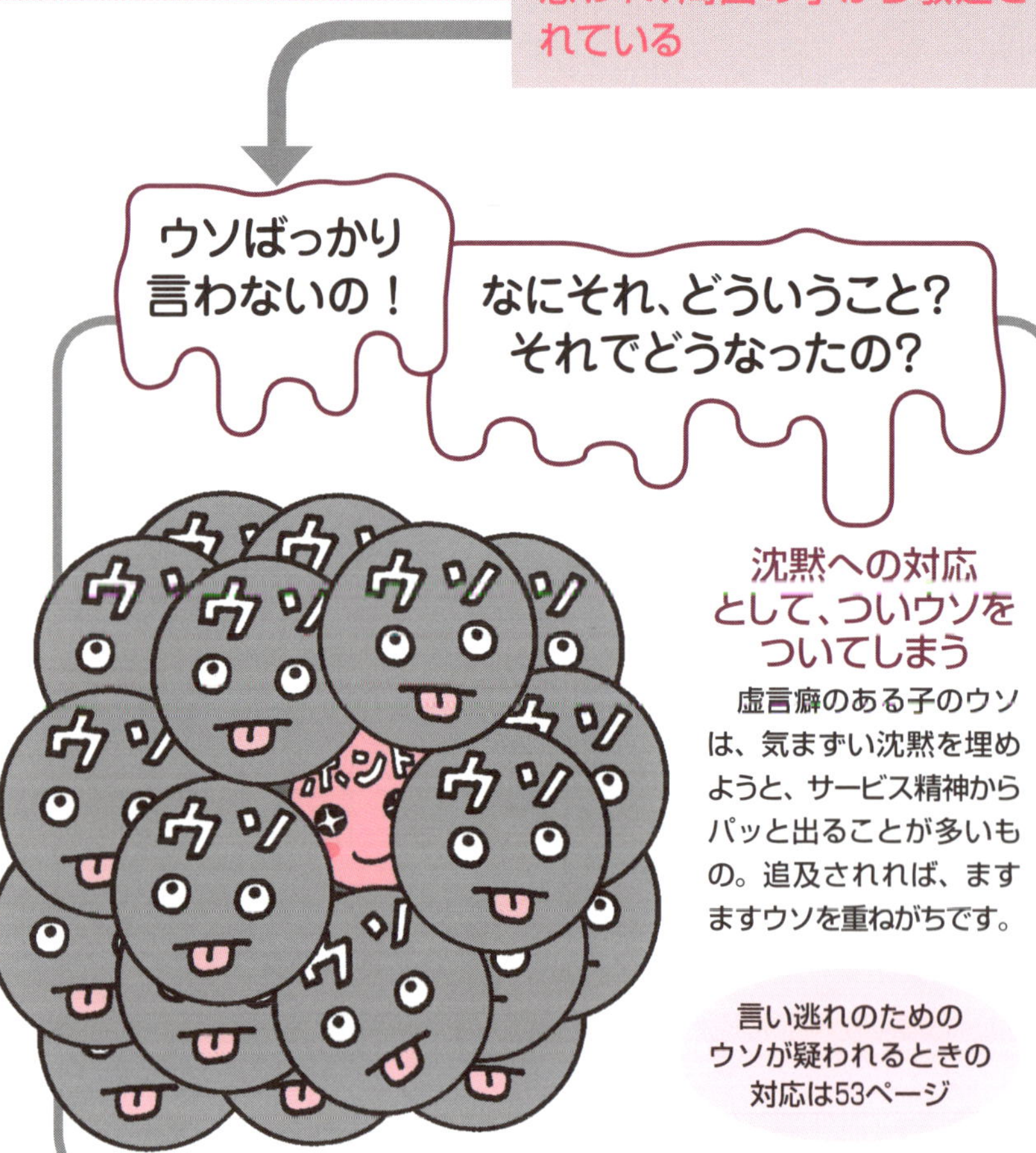
ウソばっかり
言わないの！
なにそれ、どういうこと？
それでどうなったの？
ウソ
ホント

沈黙への対応として、ついウソをついてしまう

虚言癖のある子のウソは、気まずい沈黙を埋めようと、サービス精神からパッと出ることが多いもの。追及されれば、ますますウソを重ねがちです。

言い逃れのためのウソが疑われるときの対応は53ページ

建設的に盛り上げる魔法の言葉

虚言の中には、本人が日頃から興味をもっている話題がふくまれているものです。興味・関心のありかを探して、ウソをつかずに話ができるように水を向けてみましょう。

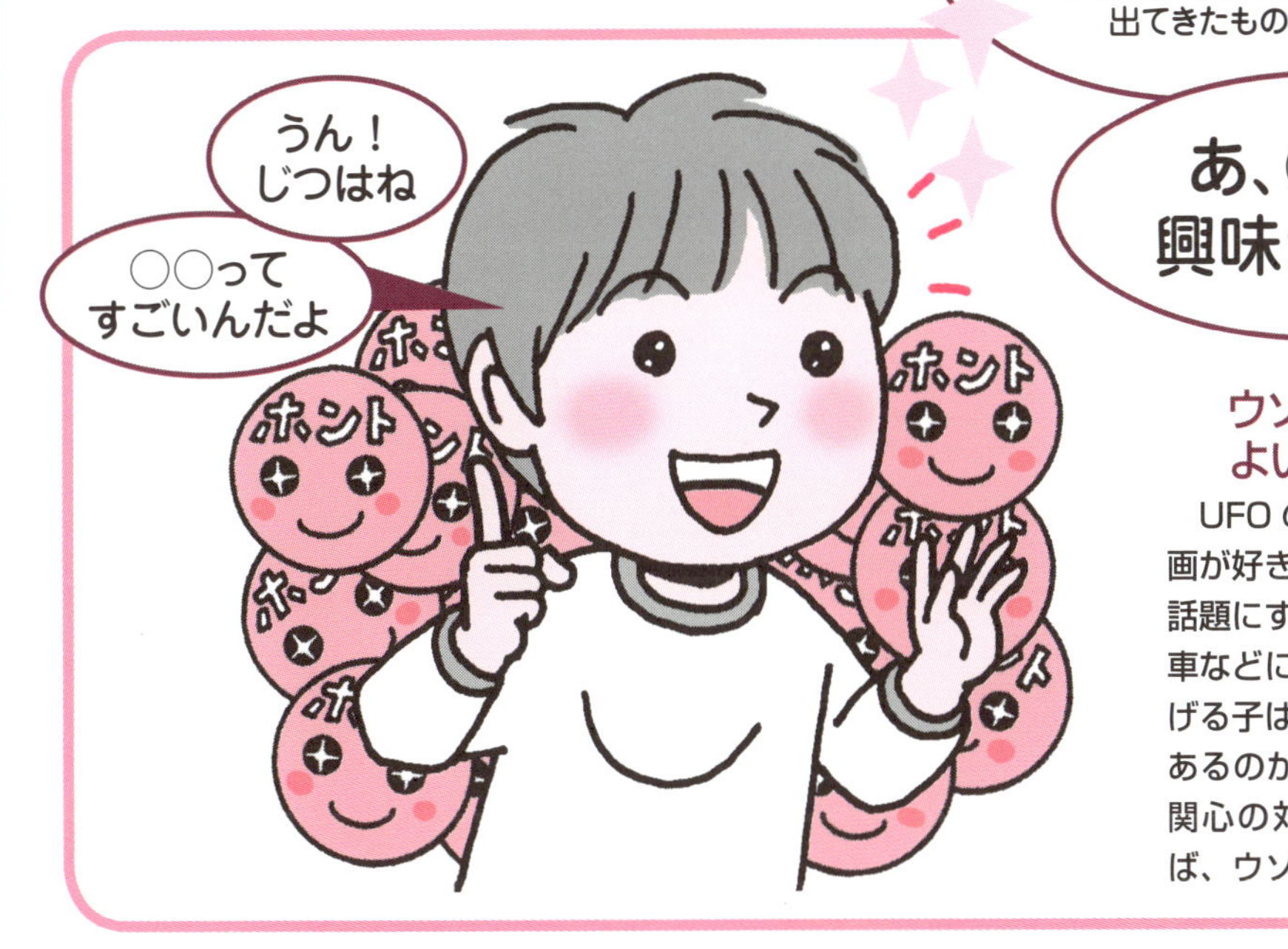
きみ、○○※が好きなの？
※子どもの話の中に出てきたもの
あ、○○に興味がある？
うん！じつはね
○○ってすごいんだよ
ホント

ウソをつかないでよい状況をつくる

UFO の話をする子は SF 映画が好きなのかも。交通事故を話題にする子はパトカーや救急車などに、外国の話題を取り上げる子はその国自体に、興味があるのかもしれません。興味・関心の対象を話題にしていれば、ウソはつかずに済みます。

ウソのいらないコミュニケーションを

人をだましたり言い逃れたりするためのウソではなくとも、虚言癖がある子は周囲の信用を失いがち。陰に陽に「ウソつき」と非難されたりもします。

なぜそんな目にあっても、虚言のくり返しが止まらないのでしょう？　それは、彼らがウソをコミュニケーションの道具にしているからだと考えられます。

虚言癖をもつ子どもは基本的に多弁です。沈黙が続くことに耐えられません。そこで、話題がなくなりそうになると、ウソでもなんでもとにかく話し続け、その場を切り抜けようとするのです。

こうした思いから出てくるウソを暴いたところで、なにも得られるものはありません。それよりも、ウソの中にある子どもの興味・関心の対象を取り上げ、子どもとの信頼関係を保ちながら対話を盛り上げていくほうが、生産的といえるでしょう。

「死にたい」という訴えに

相談してくれて、うれしいよ――安全圏に導く魔法

なんらかの問題をかかえている子どもは、「死」を解決策と思い詰めてしまうことがあります。訴えの内容が深刻であるほど、「的外し」と「肯定」という基本の魔法が欠かせません。

●「死にたい」「生きている価値がない」などと言い出す（希死念慮／自殺願望）

●リストカットなどの自傷行為をくり返している

追い詰めてしまう呪いの言葉

「死にたい」という訴えも、自傷行為のくり返しも、自分の置かれている状況に苦しんでいる状態で起きてきます。「なんとかしたい」という気持ちはあっても、ほかにどうすればよいかわからなくなっています。

どうしてそんなことを考えるの？

そんなふうに思うなんて……つらいね……

なんで、そんなことするの？

つらい状況は脱しにくい

励ますだけ、受容するだけでは、子どもの「死にたい」「つらい」という思い込みを、かえって強めてしまうおそれがあります。

「この方法しかない」という思い込みを修正する

つらい状況から逃れるために「死」を考える希死念慮や自殺願望と、リストカットなどの自傷行為は、必ずしも同じではありません。自傷行為の多くは、心の痛みをまぎらわせるためにおこなわれ

安全圏に導くための魔法の言葉

死や自傷行為しか解決策はないと思い込んでいる子どもの訴えには、のみ込まれないことが大切です。「ありがとう」「うれしい」というポジティブな言葉で、子どもを危険な淵から引き上げ、安全圏に導いていきます。

そんなに困っていたんだね。今までだれかに相談したことはある？
（子どもの答え）ある
それはよかった！私にも相談してくれてありがとう
（子どもの答え）ない
ありがとう。私に話してくれて
うれしいよ！

思い込みによる緊迫感を緩和する

訴えの内容は深刻でも、相談したという事実に対する肯定的なフィードバックは可能です。ポジティブな言葉で「的外し」をして、緊迫した状況を緩和すれば対話は進みやすくなります。思い込み、決めつけに気づけるよう、対話を重ねていきましょう。

ます。

ただ、いずれにしろ死と隣り合わせの危険な行為であることに違いはありません。「この方法しかない」という思い込みの修正をはかる必要があります。そのために必要なのが対話であり、対話に引き込むためには、ポジティブな言葉の魔法が必要です。

「的外れ」な言葉は暴言。「的外し」とは別のもの

ポジティブな言葉といっても的外れなものは困ります。的外しの言葉には子どもを導くための配慮がありますが、たとえば「死にたい、死にたいと言って死んだやつはいない」といった言葉は「的外れ」です。的外れな言葉は配慮を欠いた暴言ですから、用いてはいけません。

COLUMN

「むずかしい子」への対応は「普通の子」にも有効

教育のユニバーサルデザイン化とは?
支援が必要な子どもにとっては、なくてはならないものであると同時に、すべての子どもにとって、もっとわかりやすい、伝わりやすい教育上の工夫。言葉の使い方もそのひとつ

だれもが心地よい肯定的なフィードバック

「魔法の言葉」を、いつ、だれに、どんなタイミングで使っていけばよいかと律儀に考えていらっしゃる人もいるかもしれませんが、そこはむずかしく考える必要はありません。

「どうも話が伝わりにくいようだな」などと思ったときには、いつでもだれにでも使ってみてください。

肯定的なフィードバックは、だれにとっても「やる気」をかきたてるもの。「この子は〝普通の子〟だから使わないほうがよい」などというものではありません。

自然でわかりやすいやりとりが生まれる

支援のむずかしい子にも、そうでない子にも伝わる言葉を使い、やりとりをもつという方法の根底には、「ユニバーサルデザイン」の考え方があります。

だれにでも伝わる、だれもがやる気をもちやすくなる言葉がけをしていけば、支援を必要とする子が「自分にはわからない」と疎外感を覚えたり、支援の必要のない子が「あの子だけ特別」などと不満をいだいたりするおそれもありません。

子どもたち全員と、自然でわかりやすいやりとりをしていけるよう、言葉の使い方を工夫していきましょう。

困った場面でこそ「言葉の力」が重要

子どもが引き起こすトラブルはいろいろ。
トラブルの内容によって、子どもへの働きかけ方は違ってきます。
ただし、働きかけ方の基本は、やはり「対話」です。
状況に合った「魔法の言葉」の力をいかし、
効果的な支援・指導に結びつけましょう。

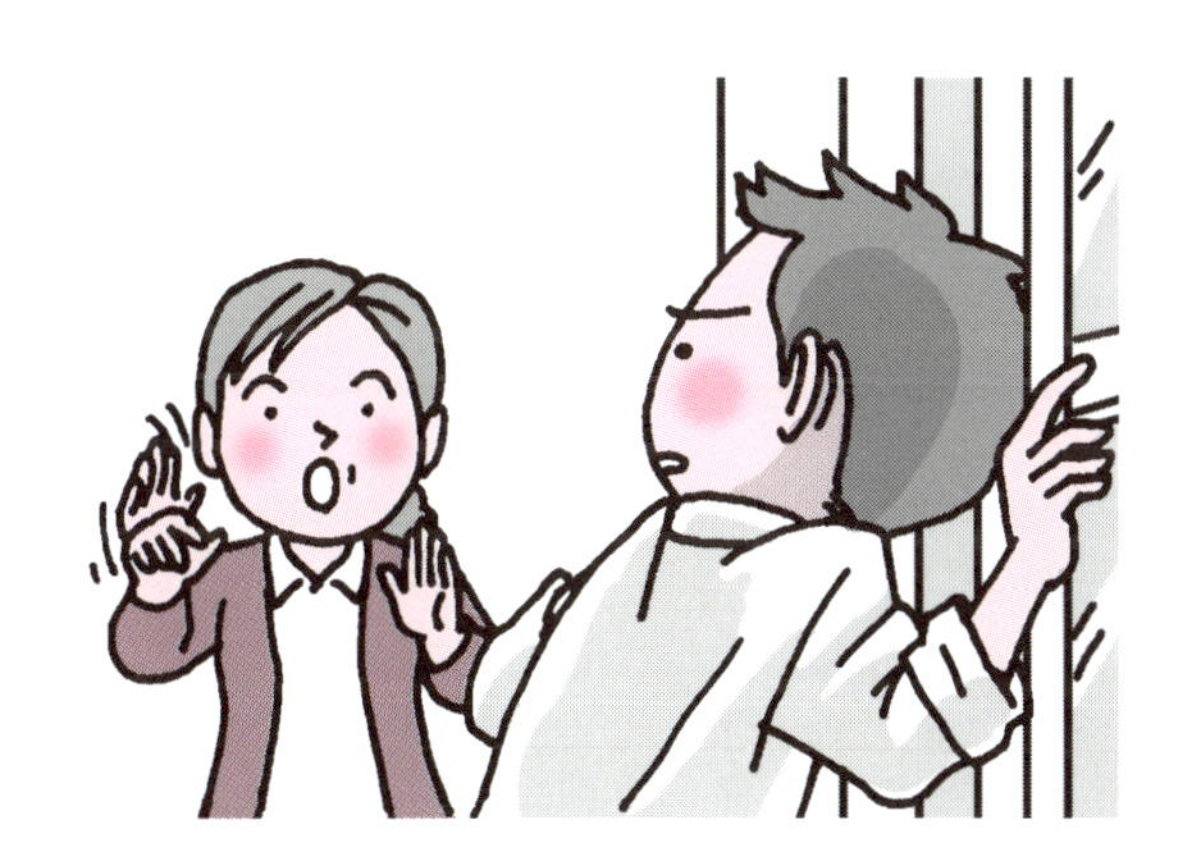

静かにしろ！……って言うと思った？―笑いを活用

ときには、大声で叱りつけなければその場がおさまりそうにないという状況もあるでしょう。そんなときは、怒鳴りつけるだけでなく「やりとり」を生み出す方法を考えます。

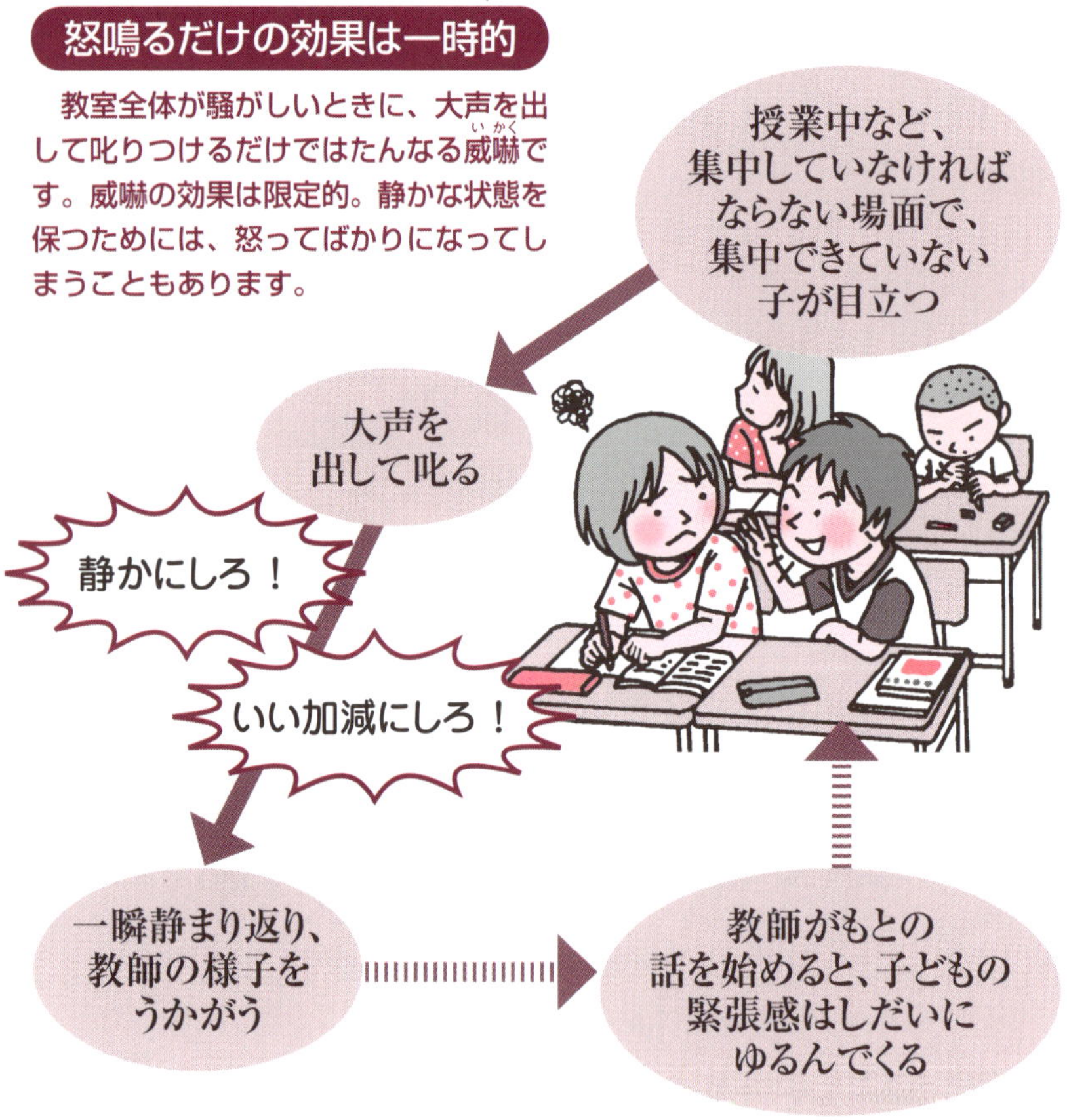

笑いを誘う言葉でやりとりをつくる

大声での叱責は、相手を萎縮させて黙らせようとするもの。指導とはいえません。

そこで活用したいのが「笑い」です。怒鳴られた子どもたちが、つい表情をゆるめるような一言を追加すると、そこからやりとりが生まれます。大声で発した言葉を一方的な力の押し付けに終わらせないために、言葉の力を利用しましょう。

騒がしさの中心となっている子どもには、個別の注意も試みます。その際は、ボディサインを活用してみましょう。非言語的なやりとりも支援・指導には大いに力を発揮します。

怒鳴るだけの効果は一時的

教室全体が騒がしいときに、大声を出して叱りつけるだけではたんなる威嚇です。威嚇の効果は限定的。静かな状態を保つためには、怒ってばかりになってしまうこともあります。

授業中など、集中していなければならない場面で、集中できていない子が目立つ
大声を出して叱る
静かにしろ！
いい加減にしろ！
一瞬静まり返り、教師の様子をうかがう
教師がもとの話を始めると、子どもの緊張感はしだいにゆるんでくる

取り入れたい2つの方法

威嚇に頼らずとも、教室内の騒がしさを鎮める方法はあります。

表情・しぐさでのやりとり

とくに騒がしい子には、身ぶり、表情でのやりとりで注意しておけば、怒鳴らずに済むこともあります。

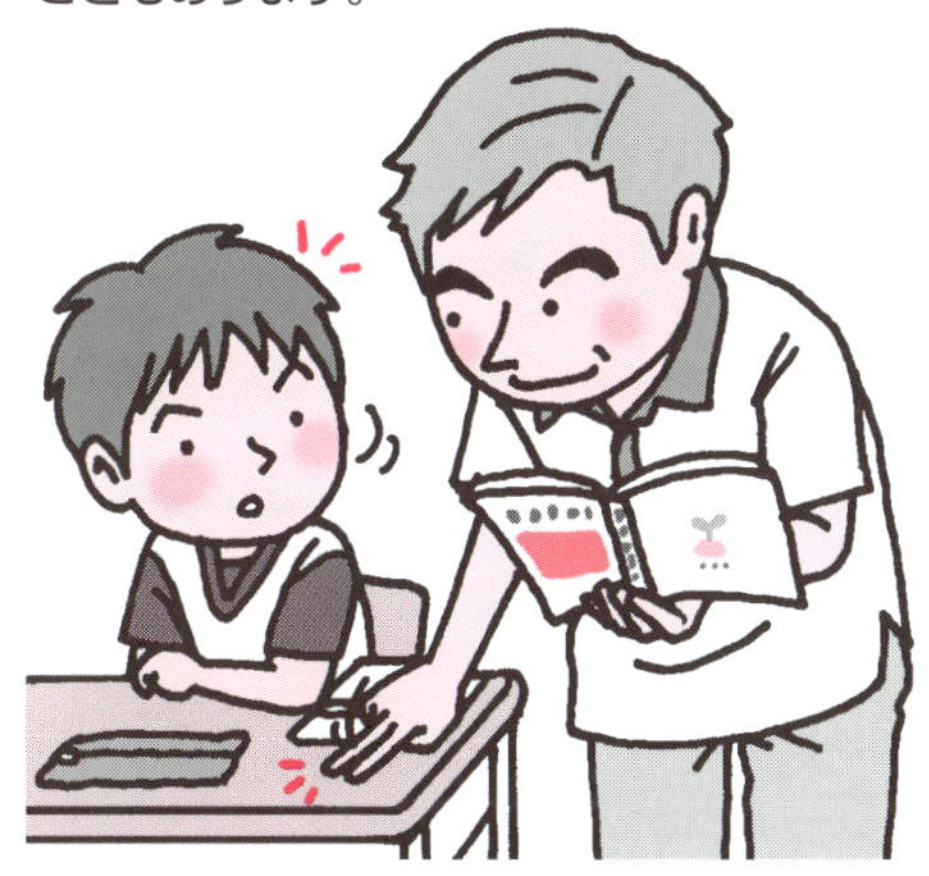

サインを送る

机の上に手を置くと、ハッとした表情で見返す子が多い。すかさず視線を合わせてうなずく。置いた手の指先でトントン机を軽く叩くのも効果的

わかったらグッジョブサイン

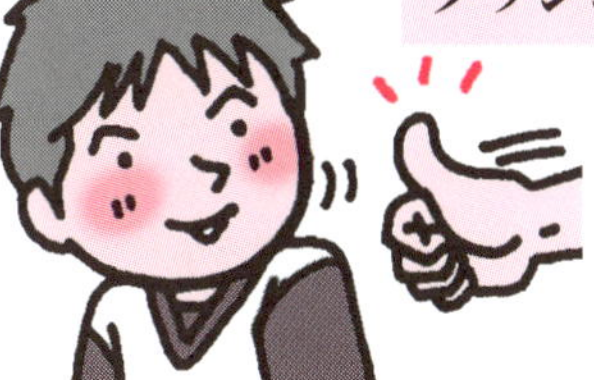

おしゃべりが止んだらほめる。身ぶりや手ぶり、表情だけでも「ほめている」ことは伝わる

怒鳴るだけで終わらせない

全体に向けて一喝するときは、怒鳴ったあとにもう一言。叱責された子どもたちの「ニヤリ」「ニッコリ」に結びつき、威嚇にとどまらないやりとりが生まれます。

ただし、このパターンばかりでは、子どもが慣れて白けたムードに。せいぜい月１回程度の披露にとどめておきます。

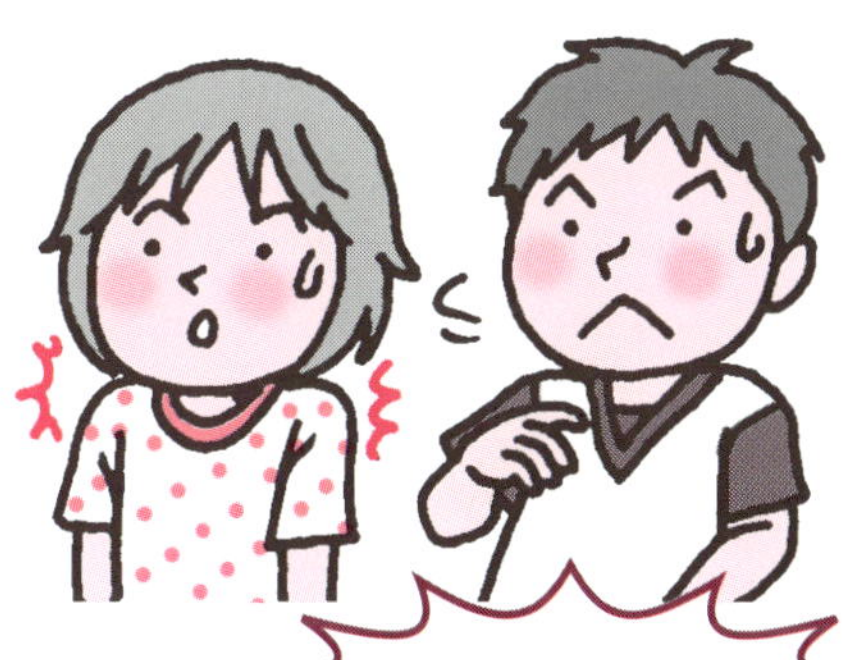

静かにしろ！
……って言うと思ったぁ？
ニヤリ
ニッコリ
はい、ではみんなこっちを見てね

確実にうけるが、乱用すると言葉の力が減ってしまうので要注意

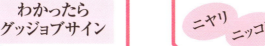

やりとりができたことでモードが替わる

加害行為

理由ではなく事実を聞いています ─ わかりやすい対応を

子どもの困ったふるまいのなかでも、被害者を出すような加害行為があった場合には、「あなたがしたことは、許されないことである」とはっきり認識させることが必要です。

加害行為への基本対応

暴言・暴力などには、加害者と被害者がいます。法治国家に暮らす以上、どんな理由があっても、暴力で傷めつけるなどの犯罪的な仕打ちで相手に思い知らせるようなことは許されない行為です。加害行為に対しては明確な対応が必要です。

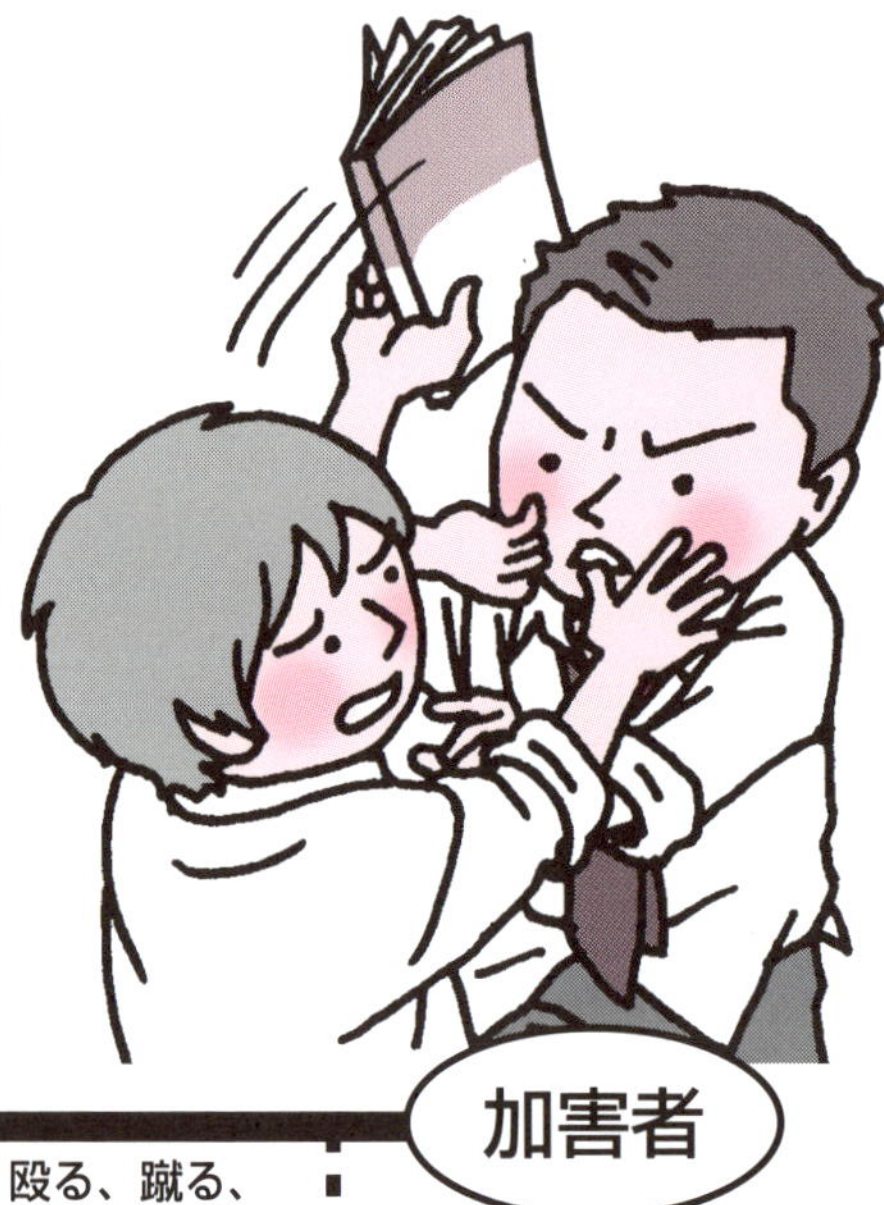

加害者 → 被害者

殴る、蹴る、暴言を吐くなど

被害の訴えがあった場合

目の前で起きた場合

事実確認

だれが、だれにどんなことをしたのか、どんな状況のもとで起きたのかなど、本人たちや周囲の話から事実を把握する。加害行為があったという事実がわかれば次の段階へ

加害者に反省指導

加害行為は許されないものであることを理解させる

被害者が希望すれば謝罪

加害者が被害者に「悪いことをした」と謝ることで、事後対応は終了

事実をうやむやにしない

事実確認の際、加害者が加害行為を働いた理由（言い訳）を並べ立て、反論をくり返すことがあります。

しかし、被害者になんらかの落ち度があったとしても、加害行為を働いたという事実そのものは変わりません。その点をふまえて対話を進めます。

加害者にも言い分はある

よく聞かれるのは、「自分が加害行為をしてしまったのは、被害者の言動がきっかけ。だから自分だけが悪いわけではない」という主張です。

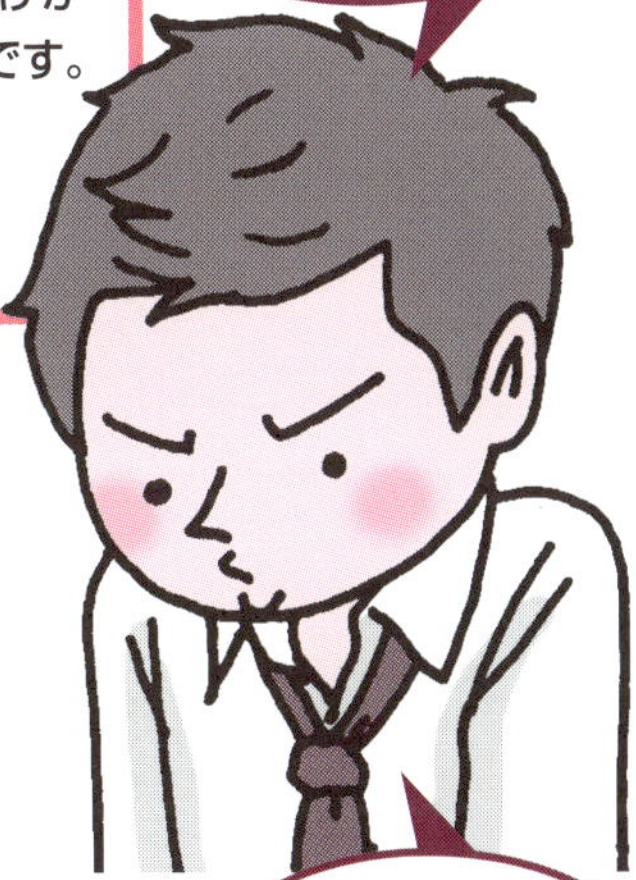

あいつがしつこいから……
言い方がムカついた
あいつにも謝ってほしい

行為そのものに目を向けさせる

加害行為を働いた理由を取り上げ始めると、支援・指導は混乱してしまいます。一方的に人を傷つけるのは許されない行為であること、その行為を自分が働いたという事実に気づかせることが重要です。

理由は聞いていません。事実を問題にしています。
あなたが○○さんを殴りつけたというのは事実ですね？
でも……
それは、理由があれば許される行為ですか？
いや、それは……

「事実が問題なのだ」という言葉で、自分の行為そのものに目を向けさせる

理由があっても脅迫や暴力的な報復は許されない

暴言や暴力は、口喧嘩や小競り合いといった程度のものであれば、どっちもどっちということが多いもの。喧嘩両成敗ということで、両者に注意をすれば片づくことも多いでしょう。

しかし、どちらかが一方的に相手を攻撃し、被害を与えたときには、加害行為を働いた子どもに一連の指導が必要です。

加害者は、あれこれ理由をつけて行為を正当化しようとすることがあります。このとき、「悪いことをした」と加害者本人が認める前に、「きみの気持ちもわかる」などという共感を示すべきではありません。理由があろうがなかろうが、加害行為を働いたのは事実です。その事実をあいまいにしないようにしましょう。

いじめ

あなたのしていることは犯罪です―加害性を見逃さない

「いじめ」は加害行為であり、「日常的なトラブル」として片づけることはできません。「いじめは犯罪」というインパクトのある言葉で、してはならない行為であることを積極的に示していきます。

「いじめ」には加害性がある

文部科学省による定義では、いじめかどうかは、いじめを受けた立場から判断するものとされています。

ただ、いじめの本質は加害者のなかにあります。加害意識の程度には軽重の差があるものの、特定の行為に含まれる加害性の存在が、陰湿ないじめをもたらすのです。

▼加害行為のとらえ方

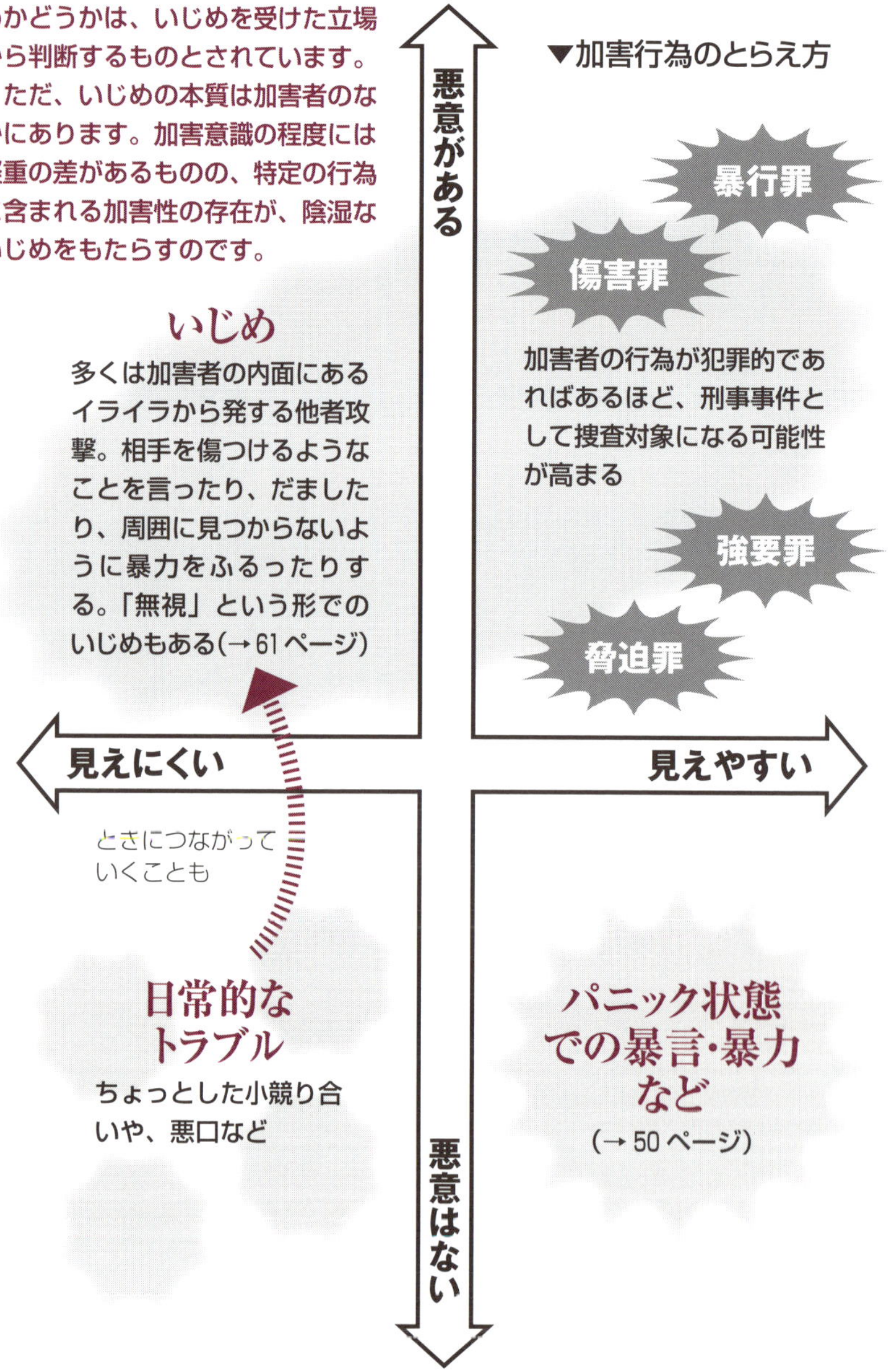

悪意がある
悪意はない
見えにくい
見えやすい

暴行罪
傷害罪
強要罪
脅迫罪

加害者の行為が犯罪的であればあるほど、刑事事件として捜査対象になる可能性が高まる

いじめ

多くは加害者の内面にあるイライラから発する他者攻撃。相手を傷つけるようなことを言ったり、だましたり、周囲に見つからないように暴力をふるったりする。「無視」という形でのいじめもある(→61ページ)

ときにつながっていくことも

日常的なトラブル

ちょっとした小競り合いや、悪口など

パニック状態での暴言・暴力など

(→50ページ)

わざとかどうかが大問題

法律用語では、故意は「わざと」、悪意は「知っているのにあえて」という意味で使われます。法律では、同じ行為でも、それが故意あるいは悪意によるものなら、さらに悪質な行為とされることがあります。

いじめは犯罪です
六法全書にみんな書いてあります
だからといってやってもいいこと？
でも、あいつが……

「犯罪とはなにか」をはっきり示す

いじめかどうかが問題になる行為のほとんどは、犯罪を取り扱う法律に触れます。どんな行為がどんな犯罪にあたり、どんな罰則があるのかを教えることは、啓発にも、いじめがあったときの対応にも役立ちます。

人の頭をわざと叩けば暴行罪、それでケガをさせれば傷害罪。どちらも刑法で定められた犯罪

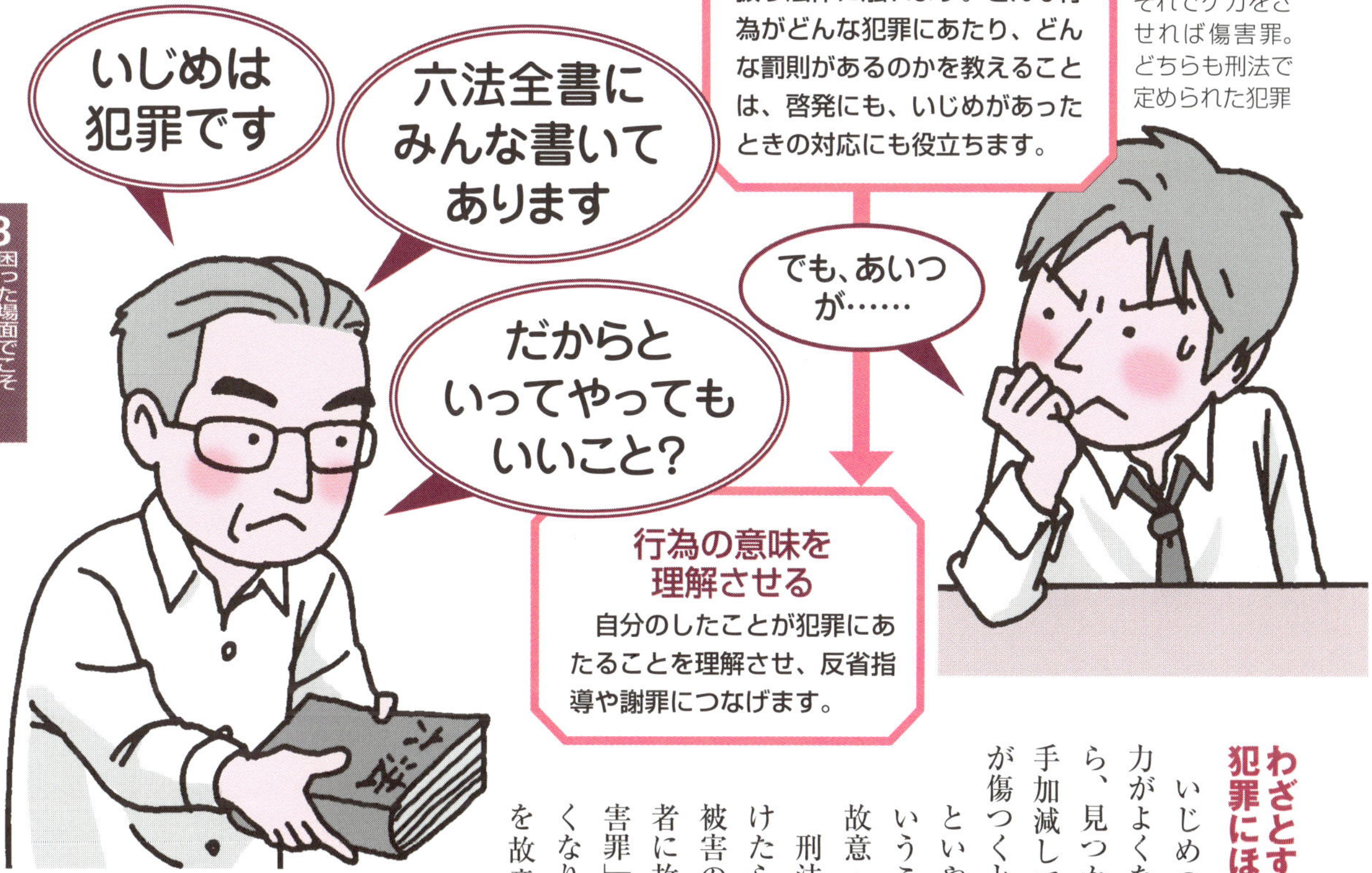

行為の意味を理解させる

自分のしたことが犯罪にあたることを理解させ、反省指導や謝罪につなげます。

わざとする加害行為は犯罪にほかならない

いじめの際の加害行為は、「暴力がよくないのはわかっているから、見つからないように、わざと手加減して暴力をふるう」「相手が傷つくと知っているから、わざといやなことを言う」などということが多いもの。まさに故意・悪意のかたまりです。

刑法では、故意に人を傷つけたら「傷害罪」となります。被害の程度は同等でも、加害者に故意がなければ「過失傷害罪」となり、罰則規定は軽くなります。また、人のものを故意に壊せば「器物損壊罪」にあたりますが、不注意で壊してしまった場合、犯罪にはならないこともあります。

わざとする加害行為は犯罪であり、いじめはそれだけ罪が重くなるということを、教えていきましょう。

パニック

ここにいたの？ 探してたんだよ──「モードの切り替え」を

感情を爆発させるかのように暴れまわったり、わめいたりと、手がつけられないような状態に陥っている子どもには、関心・気持ちのモードの切り替えを促す言葉がけが有効です。

モードが変われば流れは変わる

顔面蒼白になり、目を引きつらせて怒鳴ったり、わめいたり、腕を振り回したりと大騒ぎ。そんなパニックのモードに入り込んでしまったら、本人の気持ちのモードが切り替わらないかぎり、なかなか騒ぎは鎮まりません。

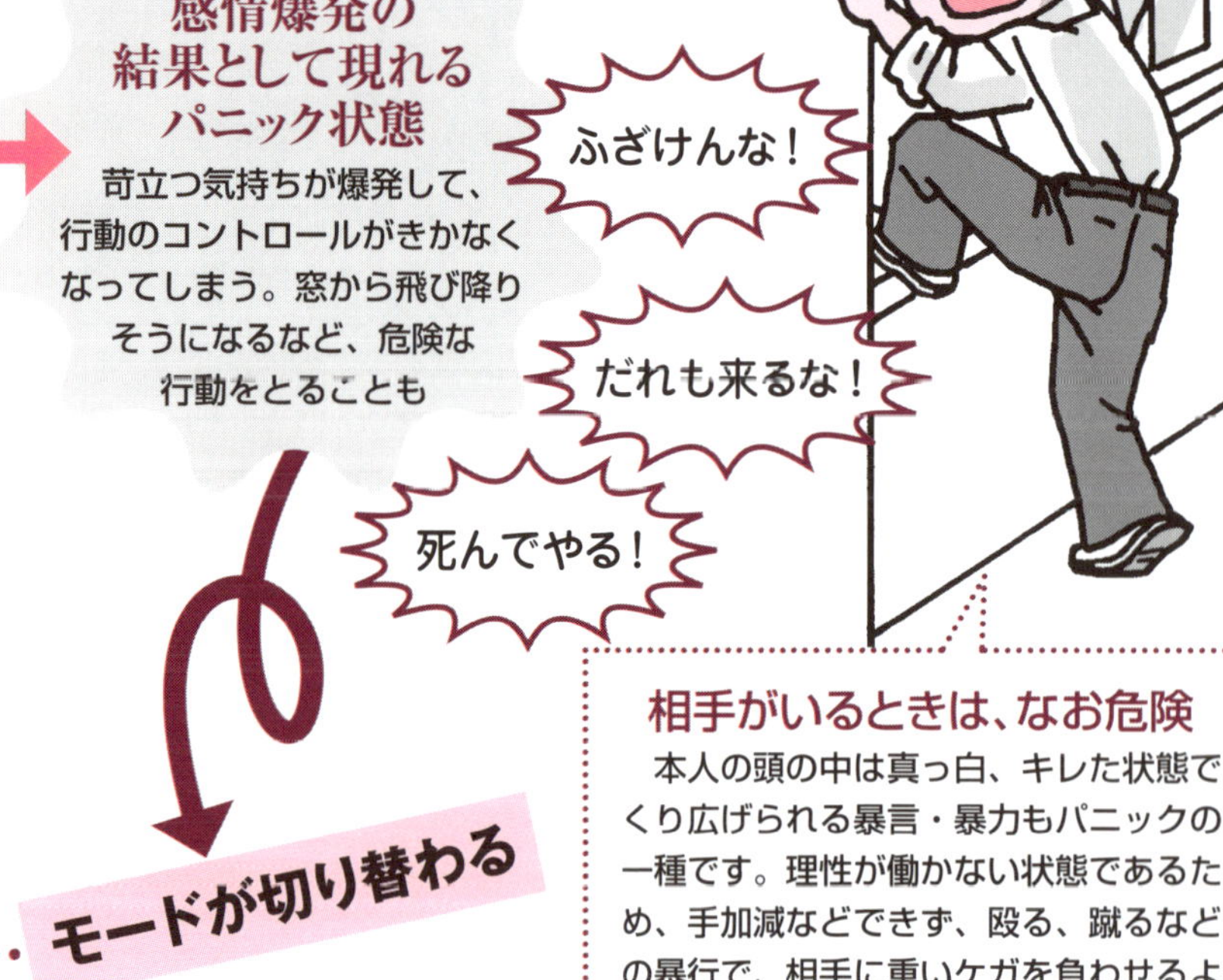
好ましくない状況
相手とのやりとりがうまくいかない、自分の思いどおりにならないなど、自分にとって好ましくない状況が続く
不快感の高まり
自分の考え、気持ちなどがうまく表せず、苛立ちが募る
感情爆発の結果として現れるパニック状態
苛立つ気持ちが爆発して、行動のコントロールがきかなくなってしまう。窓から飛び降りそうになるなど、危険な行動をとることも
ふざけんな！
だれも来るな！
死んでやる！
モードが切り替わる

相手がいるときは、なお危険

本人の頭の中は真っ白、キレた状態でくり広げられる暴言・暴力もパニックの一種です。理性が働かない状態であるため、手加減などできず、殴る、蹴るなどの暴行で、相手に重いケガを負わせるような事態が起きる危険もあります。

パニックモードから平常モードへ

言葉でのやりとりがうまくいかない、対話が成立しにくい子どもは、自分の「なんとかしたい」という思いと、それがうまくいかない苛立ちが爆発し、パニック状態に陥ってしまうことがあります。

こうなると、「やめなさい」という言葉だけではなかなか制止できません。パニックのモードから、平常のモードへの切り替えを誘う言葉がけをしてみましょう。

たびたびパニックを起こす子の場合、どういう状況で、どのような課題に直面したときにコントロールがきかなくなってしまうのか実態把握をおこなっておくことも大切です。パニックを起こす以外の方法で、「なんとかしたい」という思いを適切な形で示せるよう、支援・指導を続けていきます。

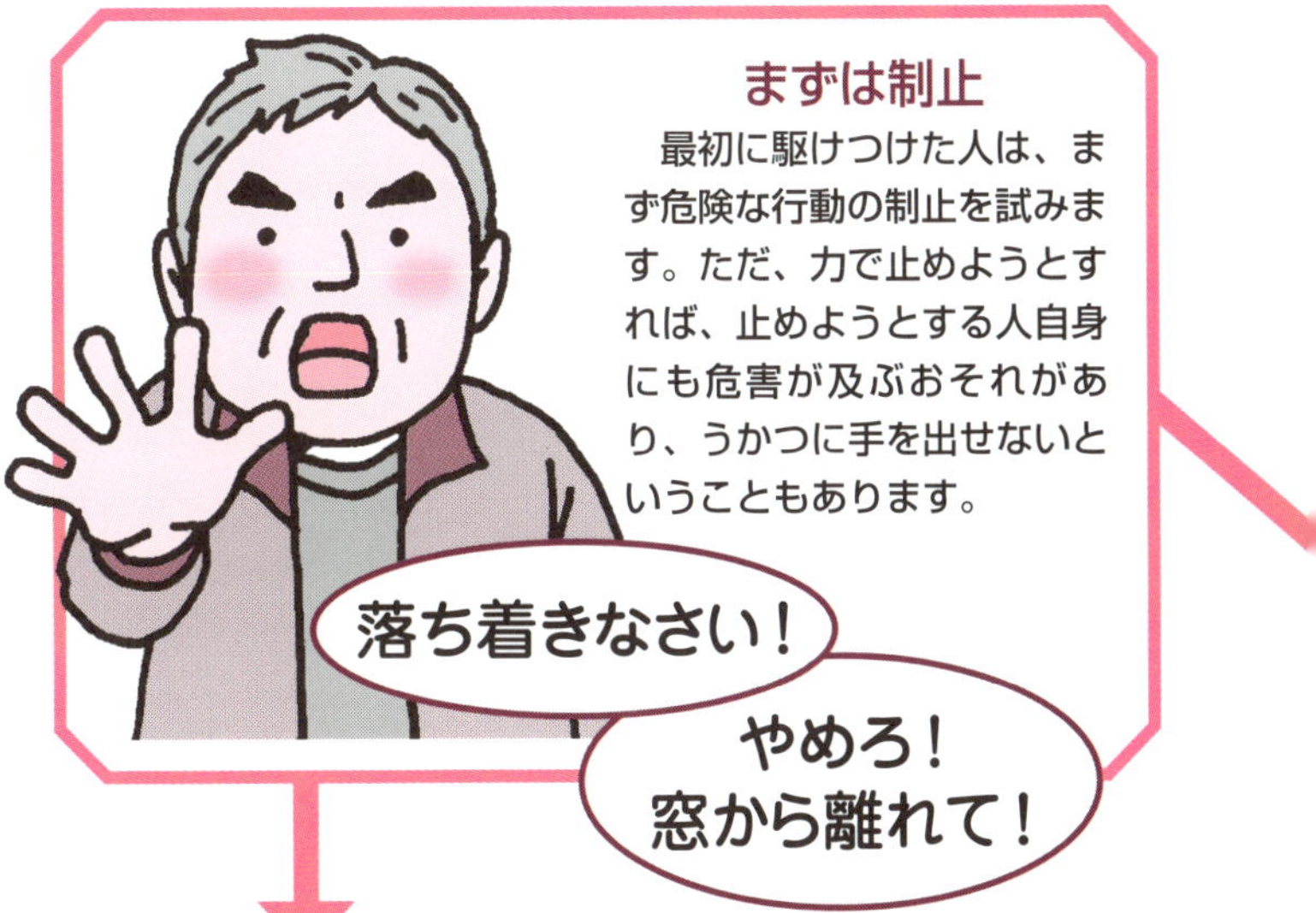

まずは制止

最初に駆けつけた人は、まず危険な行動の制止を試みます。ただ、力で止めようとすれば、止めようとする人自身にも危害が及ぶおそれがあり、うかつに手を出せないということもあります。

落ち着きなさい！

やめろ！
窓から離れて！

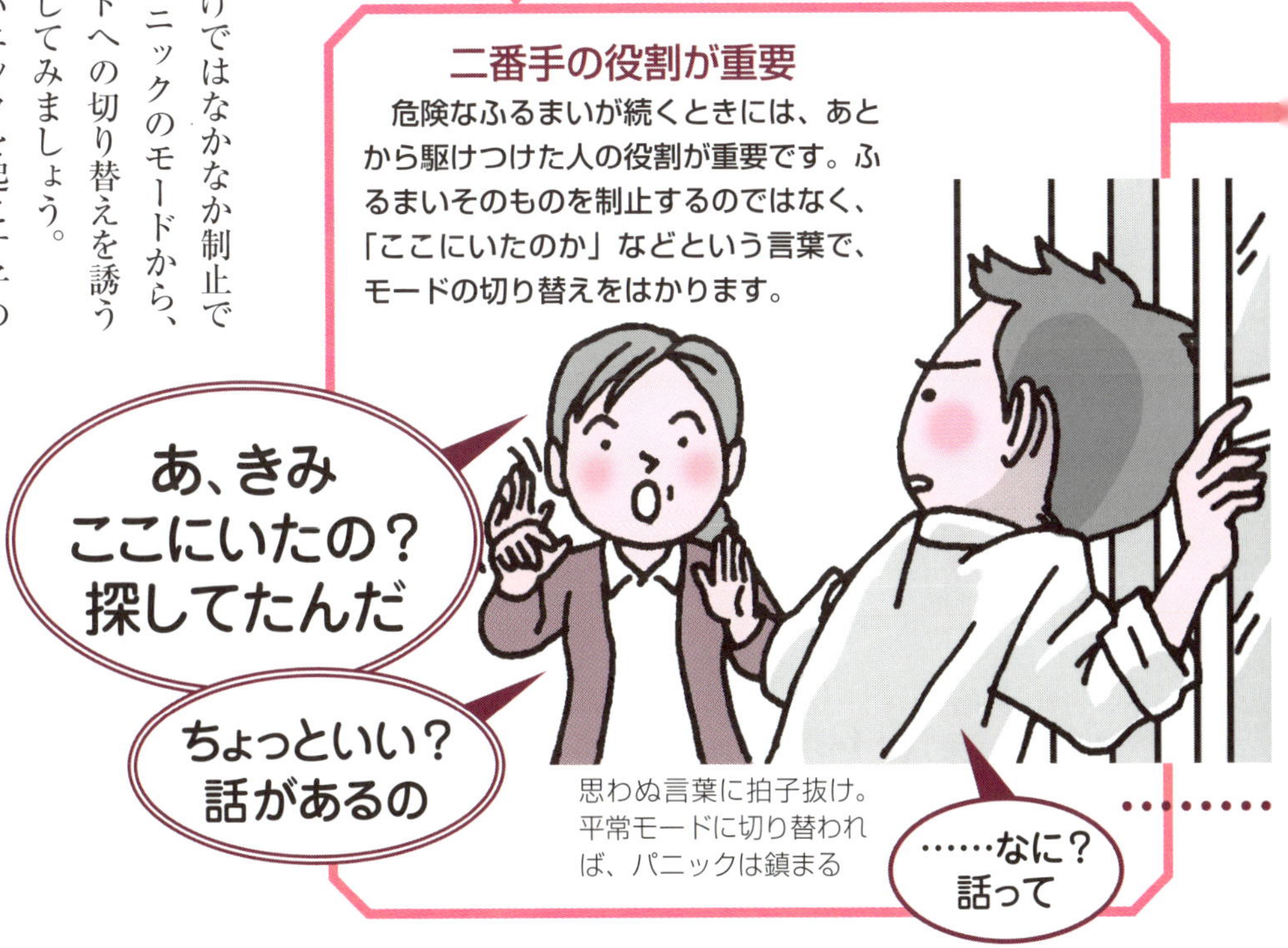

二番手の役割が重要

危険なふるまいが続くときには、あとから駆けつけた人の役割が重要です。ふるまいそのものを制止するのではなく、「ここにいたのか」などという言葉で、モードの切り替えをはかります。

あ、きみ
ここにいたの？
探してたんだ

ちょっといい？
話があるの

……なに？
話って

思わぬ言葉に拍子抜け。平常モードに切り替われば、パニックは鎮まる

盗癖が疑われる子に

だれも疑いたくはないけれど―犯人探しより今後の抑止を

困窮しているわけでも、だれかに強要されているわけでもないのに盗みをくり返してしまう子もいますが、「自分はしていない」と否認することも少なくありません。どう対応すればよいでしょうか?

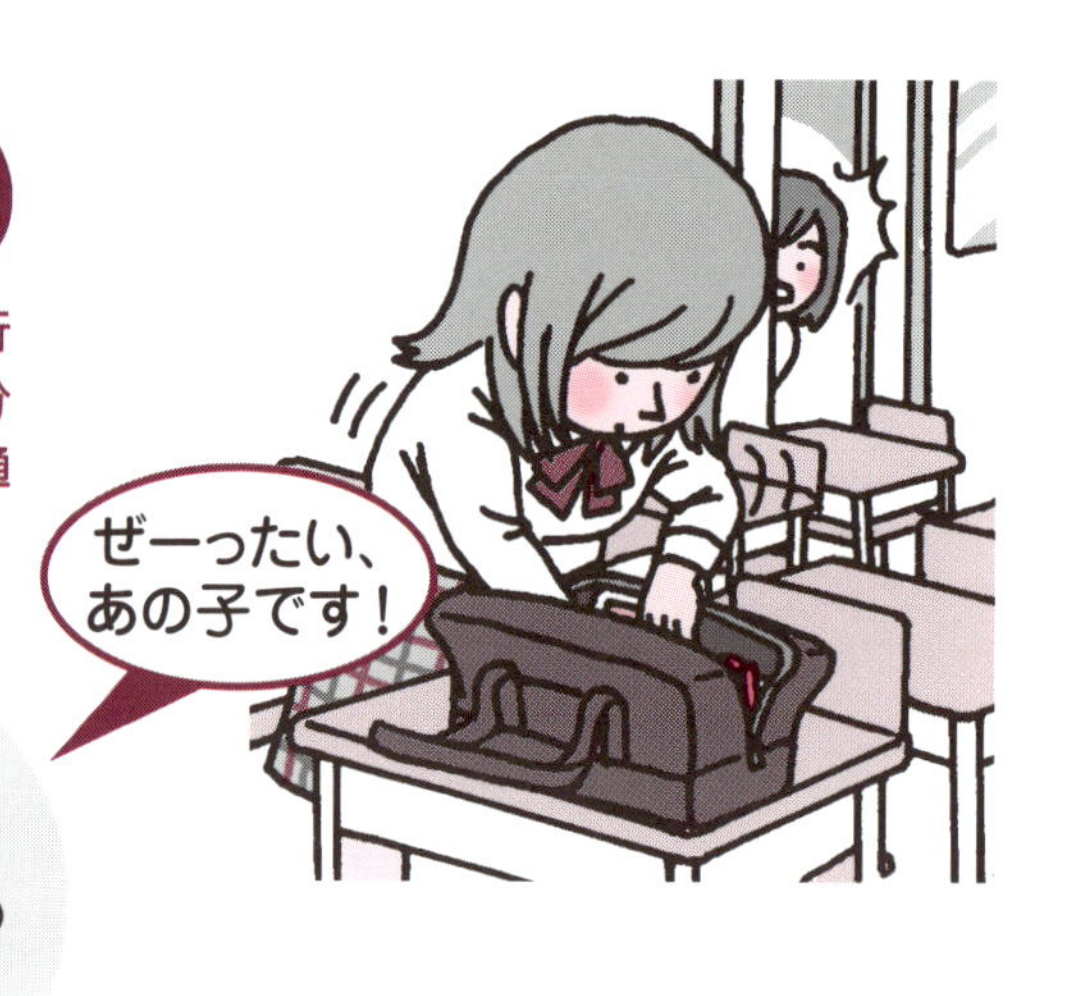
ぜーったい、あの子です!

盗みという行為が起きる際に否定できない事実とは、「そこに簡単に盗れるものがある」ということです。ですから、子ども自身への働きかけだけでなく、「自分の持ちものは、自分の鍵付きのロッカーにしまうようにする」などといった環境整備も、同時に進めるようにします。

起きにくい環境づくりも同時に進める

金品は愛情の代替物であり、「かまってほしい」という気持ちの表れが盗癖に結びつくという考え方もあります。納得する点もあるかもしれませんが、問題の解決には「否定できない事実はなにか」を考え、事実に基づく対応をとるべきです。

認めれば基本の加害対応どおり

盗みは窃盗罪にあたる加害行為です。事実確認をして「自分がやりました」と認めれば、通常の加害対応と同様です。

被害の訴え
「自分の持ちものが盗まれた」という訴えがあり、「○○さんが、他人のかばんをあさっているのを見た」などという目撃情報がある

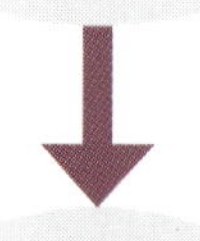

事実確認
被害者、目撃者、盗みを働いたと疑われている子から話を聞き、なにが、いつ失くなったか、あとで見つかった場合には、どこから見つかったかなど、状況を整理する

「盗った」と認めれば通常の加害対応
反省指導と謝罪に進む

「やっていない」と言うときは

生徒を疑いながら教育することなど、基本的にはできません。

相当程度以上の証拠があっても、子どもに非行の否認があるときは、強い指導をおこなって子どもとの人間関係を壊すようなことがないよう、配慮が必要です。

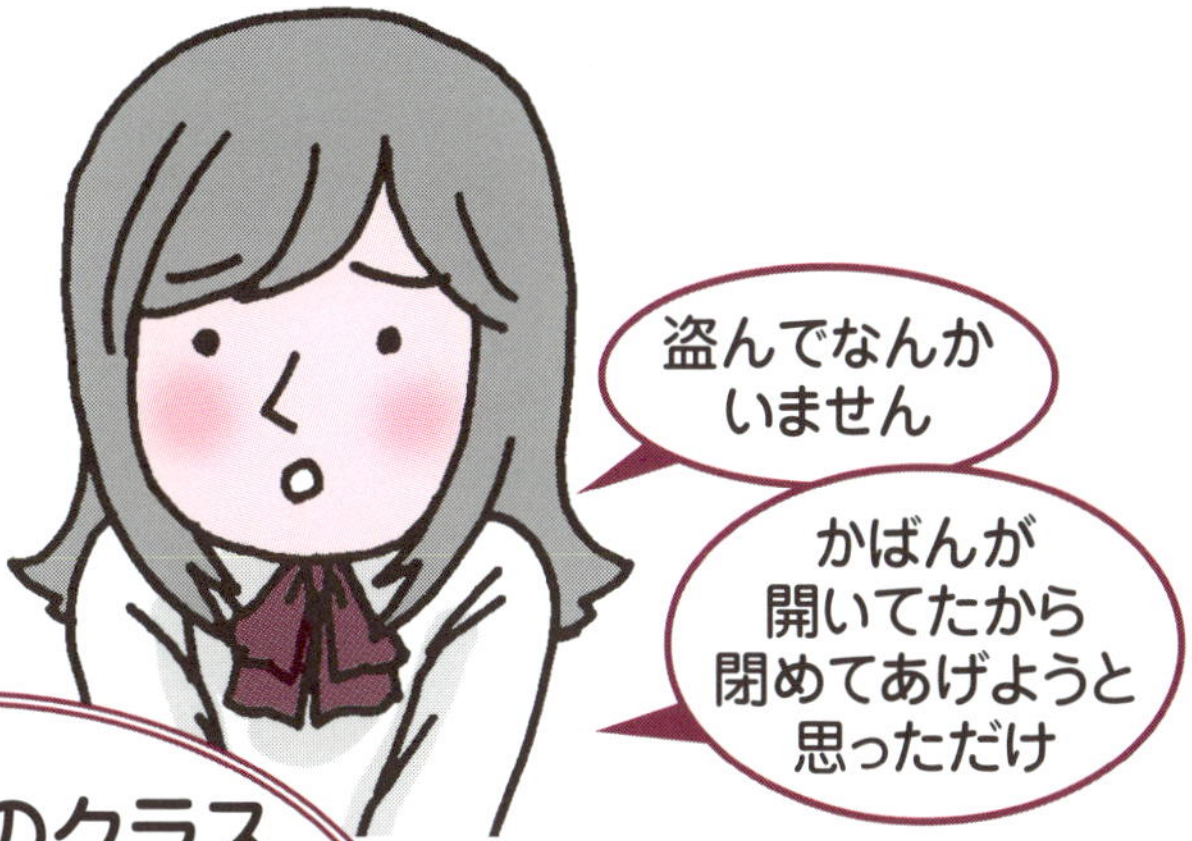

盗んでなんかいません

かばんが開いてたから閉めてあげようと思っただけ

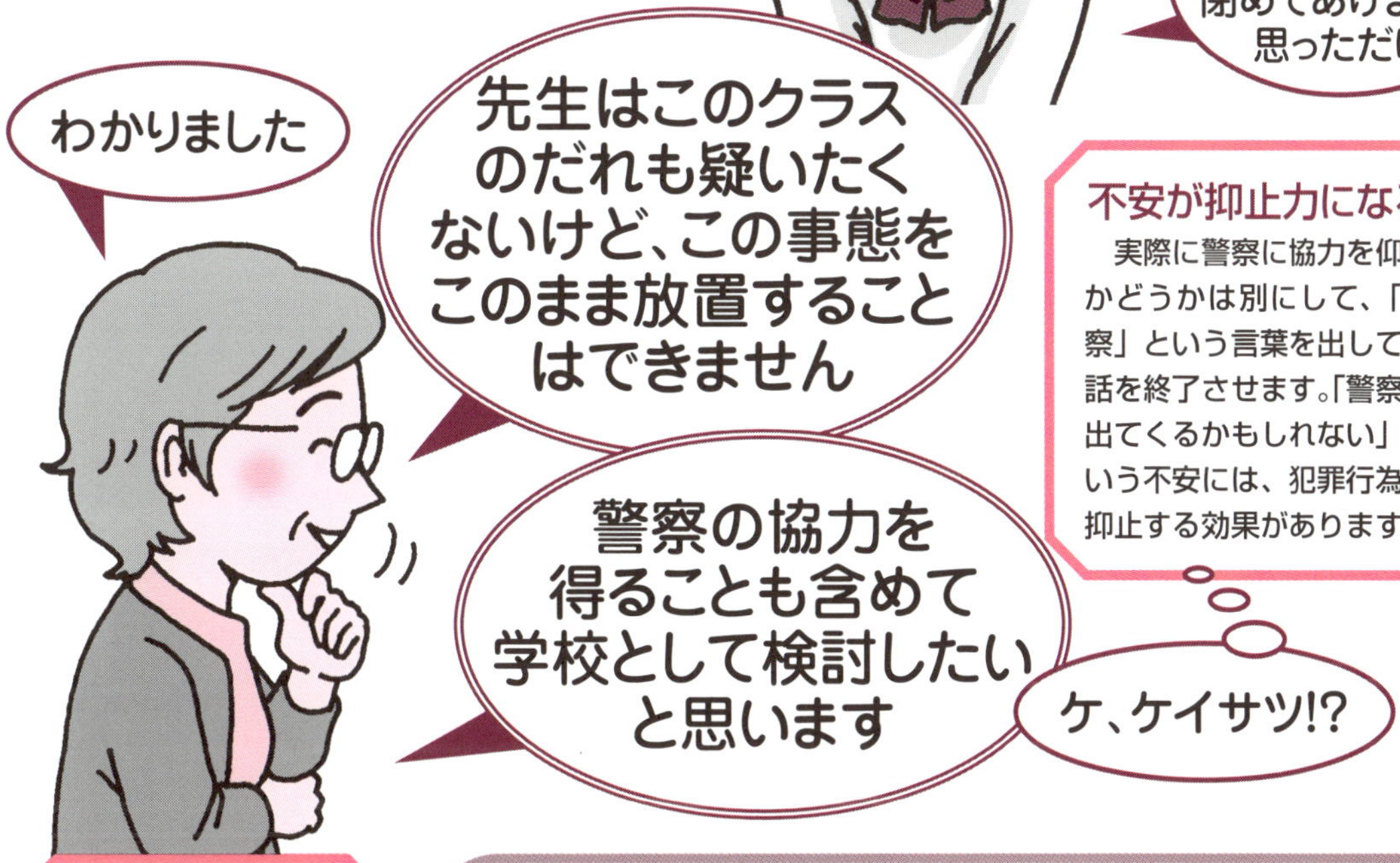

わかりました

先生はこのクラスのだれも疑いたくないけど、この事態をこのまま放置することはできません

警察の協力を得ることも含めて学校として検討したいと思います

ケ、ケイサツ!?

不安が抑止力になる

実際に警察に協力を仰ぐかどうかは別にして、「警察」という言葉を出して対話を終了させます。「警察が出てくるかもしれない」という不安には、犯罪行為を抑止する効果があります。

犯人探しは保留

犯人探しを目的とせず、「だれがやったのかわからないことについては、警察の協力を得ることも含めて、学校として検討します」と伝えたうえで、指導を終了するのもひとつの方法です。

被害の訴えが「自作自演」と疑われるとき

盗難の訴えや、「脅迫状のような手紙がかばんに入っていた」などという訴えが、どうも自作自演ではないかと疑われることもあります。そんなときは、むやみに子どもを追及するのではなく、「どうしてほしいの?」と問いかけてみましょう。「なにもしてもらわなくていい」と言うことも少なくありませんが、もし、子どもが「みんなで探してほしい」というなら、みんなで探せばよいでしょう。

脅迫状については、「そんなことをするやつには私が呪いをかけてあげる」と、ニッコリ終わらせる方法もあります。ただし、その場合も、「困ったときには、いつでも相談においで」という姿勢で応じることが大切です。

「親のせい」にしてもいいよ？―第三者の介入が必要

子どもが直面しやすい、SNS（ソーシャル・ネットワーキング・サービス）上のトラブル。その解決には、保護者や教師など大人の介入が必要になることもあります。

画面上のやりとりはトラブルになりやすい

総務省の調査によれば、ソーシャルメディアの利用割合は、十代ではおよそ八割にのぼります。とくに無料通話アプリを使うSNSは、友人関係を維持するうえで欠かせないものと思っている子どもも少なくないようです。

SNSは、インターネットを利用したコミュニケーションのためのツールです。しかし、画面を通じたやりとりは、高度なコミュニケーション能力が必要で、実生活以上に行き違いが生じがち。

SNS上のトラブルでは、被害者にも加害者にもなりえます。子どもの様子の変化を見逃さず、早めに解決させましょう。

便利だがトラブルも多い

いまどきの子にとって、インターネットは生活の一部といえるほど身近な存在です。その分、ネット上のトラブルも増えています。

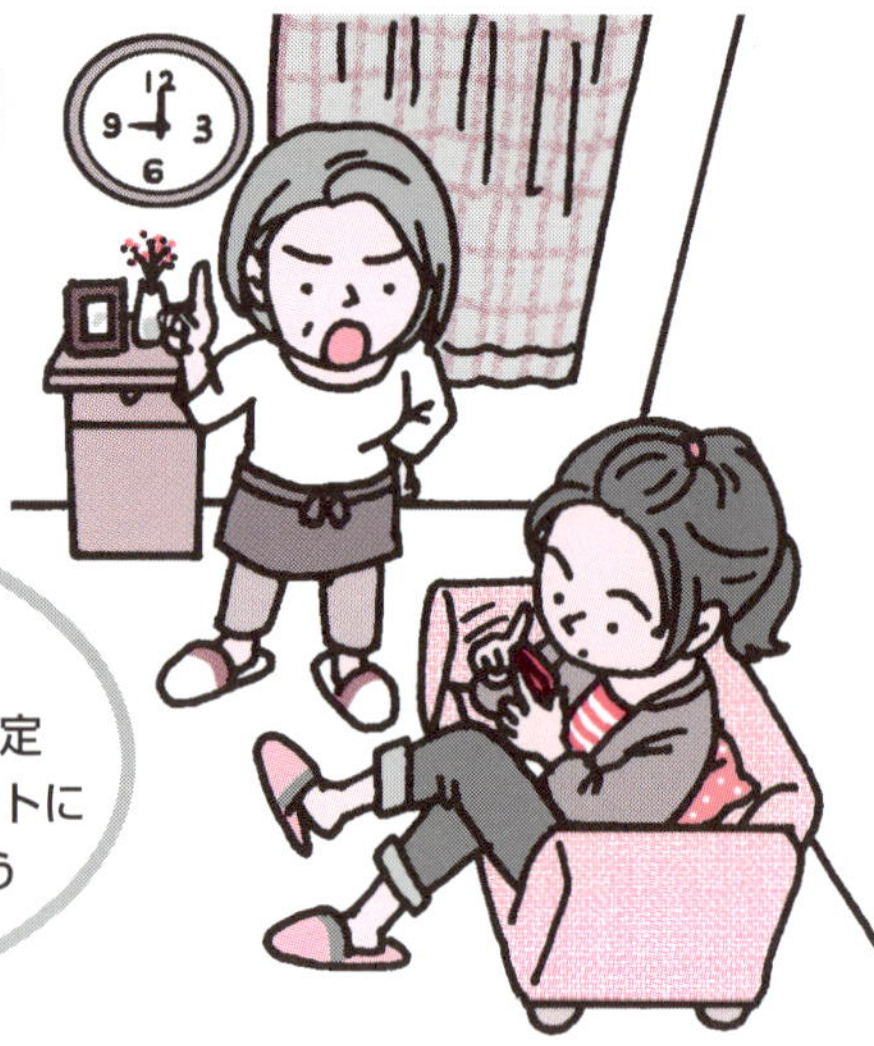
12
9
3
6

●時間をとられすぎる
●睡眠不足などによる不調が起きやすい

⇒「夜は９時まで」「自室に端末を持ち込まない」など、家庭内でのルールを徹底する

●SNS上のやりとりで、いやな思いをする

⇒加害者、被害者の関係になることも。学校での人間関係の延長にある場合は、家庭と学校と連携して、解決にあたることが重要

●犯罪に巻き込まれる可能性

⇒保護者がフィルタリングを設定することで、アクセスできるサイトに制限がかかり、危ない目にあう危険性は軽減できる

見えにくくなっているトラブル

子どもどうしのネット上でのつながりは、グループに入らないとやりとりができないSNSが主流です。だれでもアクセスできる掲示板サイトと違い、大人の目が届きにくいもの。子どもの様子に変化を感じたら、なにが起きているかよく話を聞き、解決を助けてくれる大人がいることを、しっかり伝えていきましょう。

こんなときは要注意

- 子どもがスマホを手放さず、やりとりをくり返している
- 遅刻・欠席・早退などが増えた
- 体調不良を訴えたり、元気がなかったりしている

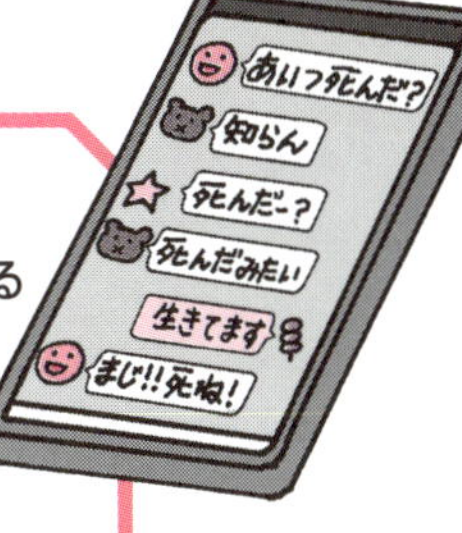
あいつ死んだ?
知らん
死んだー?
死んだみたい
生きてます
まじ!!死ね!

SNSトラブルの例

- 執拗に返信を求める／求められる
- グループ内の特定の子の書き込みだけ、一斉に無視する
- 特定の子だけをグループから外し、その子の悪口を言い合う
- 本人が嫌がるような写真や動画を勝手にグループ内で共有する

など

SNS上のつながりを断つ

- 実生活でのつながりが薄ければ、自分から退会してしまえば、トラブルも自然消滅する
- 学校生活でもリアルなつながりがある場合は、子どもは退会を渋ることが多い。親のせいにして、徐々に距離を置くのも一法

もう、退会しちゃえば?

「親がうるさい」って、私のせいにしてもいいよ? 学校にも相談してみよう!

家庭でのルールを徹底することで解決できることもある

家庭と学校の協力が必要

- 学校での人間関係の延長であれば、学校と相談。やりとりの様子がわかるよう、証拠の画面は必ず残しておく
- 加害者への対応は、実生活での加害行為への対応と同じ。SNS上での謝罪文の掲載など、被害者が望む方法で謝罪させる

(加害者に) いじめは犯罪ですよ!

場合によっては警察に相談

- やりとりの内容しだいでは、被害届を出すことで刑事事件として扱われることもありうる

不登校①

自分の考えをもつのは大切だ――「こだわり」にこだわらない

学校に行かない、行きたがらない子を支えていくには、まず実態把握が必要です。ただ、子ども自身が主張する学校に行かない理由へのこだわりすぎは禁物です。

きっかけと原因を見誤らない

子どもの不登校が続くと、まわりの大人は、まず「いじめが原因ではないか?」と心配します。しかし実際には、いじめ以前の課題として、その子の対人関係のもち方の特徴(→60ページ)の把握が必要になることも多いのです。

また、友人関係はさして悪そうにはみえないのに、ささいな行き違いをきっかけに「あいつがいるから学校には行かない」など、子ども自身が決めつけ、不登校につながる例も少なくありません。この場合、対人トラブルは不登校のきっかけではありますが、原因とはいえません。見立てを間違わないことが重要です。

不登校の三大リスクファクター

不登校に結びつきやすい問題は、主に3つあります。

学業不振

学校の勉強についていけない状態が続けば、自尊心は保ちにくい。登校のモチベーションは確実に下がる。学習意欲を高める働きかけが必要(→80ページ)

こだわり

学業不振や対人関係のトラブルなどを不登校に結びつけてしまう最大の要因。メタ認知の不調(→16ページ)が絡んでいることが多い

対人関係のトラブル

相手とのやりとりが苦手な子は、友人とのささいな行き違いも修正していくことがむずかしく、相手に対する「いやな感じ」が延々と続きやすい。「当たり前の課題」を乗り越えられるような支援が必要(→60、68ページ)

学業不振や対人関係のトラブルがあっても、こだわりが弱ければ比較的対応しやすい

いじめ以外の原因が多い

文部科学省の調査によれば、いじめが原因と考えられる不登校は中学校で0.5%、いじめを除く友人関係をめぐる問題が28%と報告されています(平成27年度)。

「こだわり」は長期化を起こしやすい

子ども自身が「学校には行かない」と決めつけ、その観念にこだわり続けると、不登校は長引きやすくなります。

子どものこだわりのいろいろ

- 嫌いな人と同じ空気を吸いたくないから登校しない
- 学校の勉強は意味がないから、行く必要はない
- 先生は信用できないから、学校には行かない
- どうせ自分はなにをやってもダメだから、放っておいてほしい など

「どうして？」と深入りは禁物

子どもがこだわっている内容は、じつはそれほど深い意味はないことが多いもの。的外しと肯定の原則をここでも利用して、子どものこだわりにこだわりすぎないことが大切です。

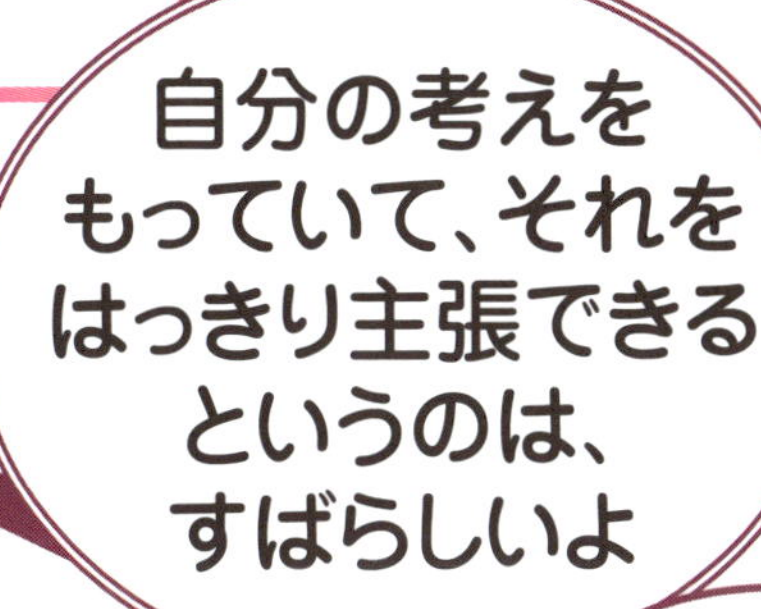

自分の考えをもっていて、それをはっきり主張できるというのは、すばらしいよ

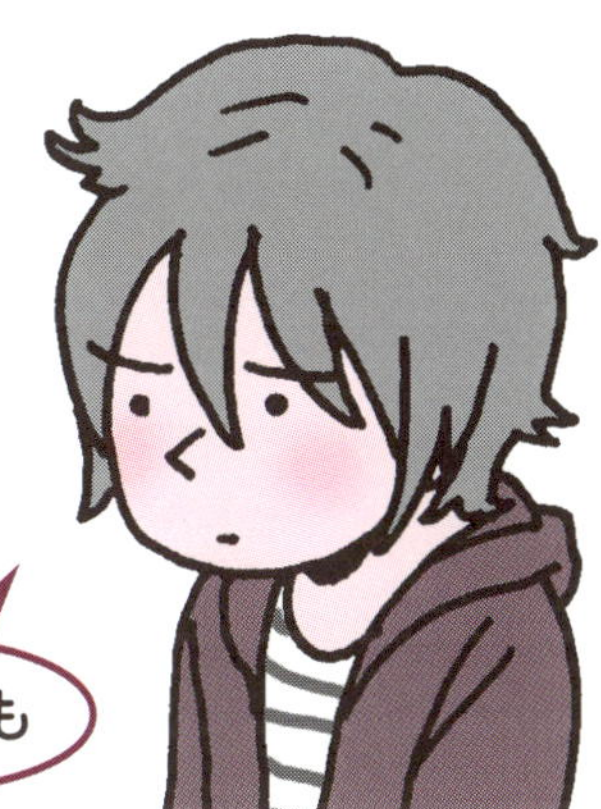

あ、どうも

そこまで困っていたのを、がまんしていたのはすごいね
ところで、いま読んでる本とか、好きなアニメとかある？

隠れた精神障害を見落とさない

不登校の長期化をまねく理由のひとつに、精神疾患の見落としがかかわっていることがあります。

とくにまったく学校に行かなくなり、家にひきこもったまま教師が家庭訪問をしても面談を拒むような場合には、病院への受診を考えたほうがよいでしょう。

受診の動機づけには、「夜、眠れないようだから相談に行こう」「学校へ健康診断書を提出する必要がある」など、親から子どもに、子どもが納得しやすい言葉をかけてみるのも一法です。早めに医療機関との連携をはかりましょう。

▼不登校をまねくことがある主な心の病気

- うつ病
- 強迫性障害
- 統合失調症

不登校②

きみの話は楽しいね！──好きなことを突破口に

不登校になったきっかけは対人トラブルであっても、それを解消することで登校できるようになるとはかぎりません。むしろ、登校を促すには別の動機づけが必要です。

適切な働きかけで子どもは動き出せる

不登校については、「学校に行きたくなければ行かなくてもよい」という考え方もあります。フリースクールなど、学校以外の行き場所もないわけではありません。しかし実際のところ、不登校の子の大半はフリースクールを利用しておらず、多くは自宅にひきこもったままの生活を続けています。

ひきこもるうちに心身のエネルギーが備蓄され、「さあ、もう十分に休んだから活動を始めよう！」と自分から動けるようになるかというと、そうはいきません。なかなか不登校の子が、次のステップに向けて動き出すためには、周囲の適切な働きかけが必要です。

登校へのつなげ方の基本

欠席が目立ち始めたら、なるべく早めに支援計画を立て、働きかけはじめます。

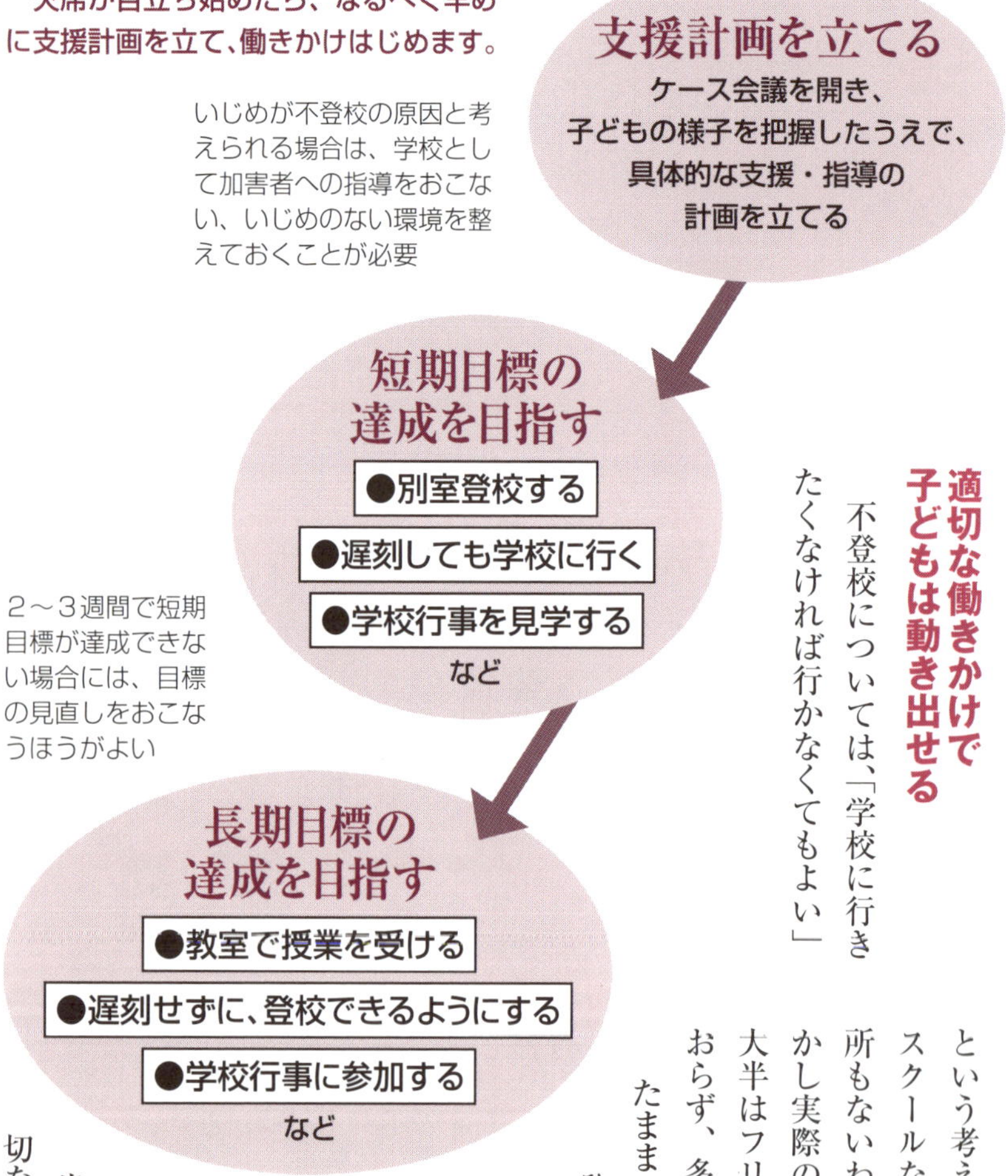

支援計画を立てる

ケース会議を開き、子どもの様子を把握したうえで、具体的な支援・指導の計画を立てる

いじめが不登校の原因と考えられる場合は、学校として加害者への指導をおこない、いじめのない環境を整えておくことが必要

↓

短期目標の達成を目指す

- ●別室登校する
- ●遅刻しても学校に行く
- ●学校行事を見学する

など

2～3週間で短期目標が達成できない場合には、目標の見直しをおこなうほうがよい

↓

長期目標の達成を目指す

- ●教室で授業を受ける
- ●遅刻せずに、登校できるようにする
- ●学校行事に参加する

など

促し方にはコツがある

「学校に行きなさい」とストレートに伝えても、「行かない」と決めてしまった子どもの気持ちはなかなか変わりません。

子どもが「学校に行ったほうがよいかも」と思えるような促し方を考えていきます。

本人の「好きなこと」で盛り上がる

自分が関心のあることなら、たいていの子どもは話に乗ってきます。「きみと話すのは楽しい！」という前向きな言葉をはっきり伝えることで、子どものやる気は出やすくなります。

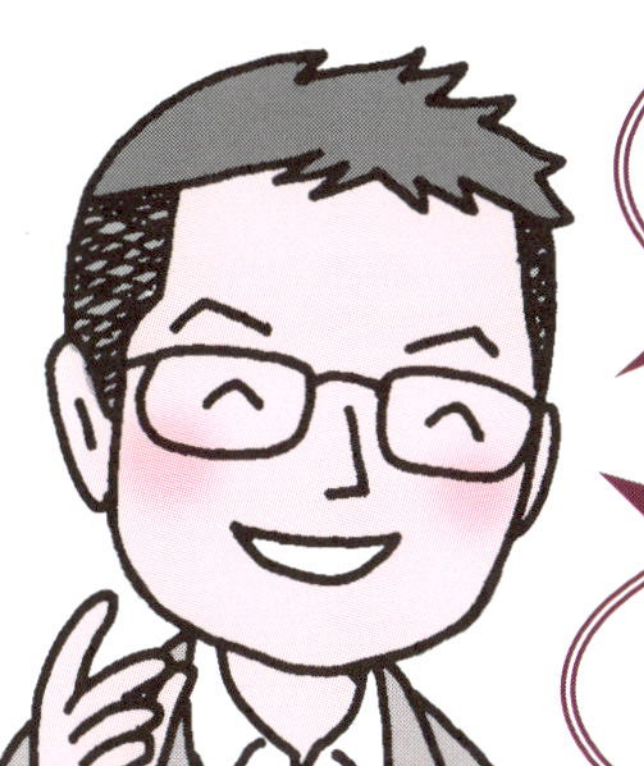

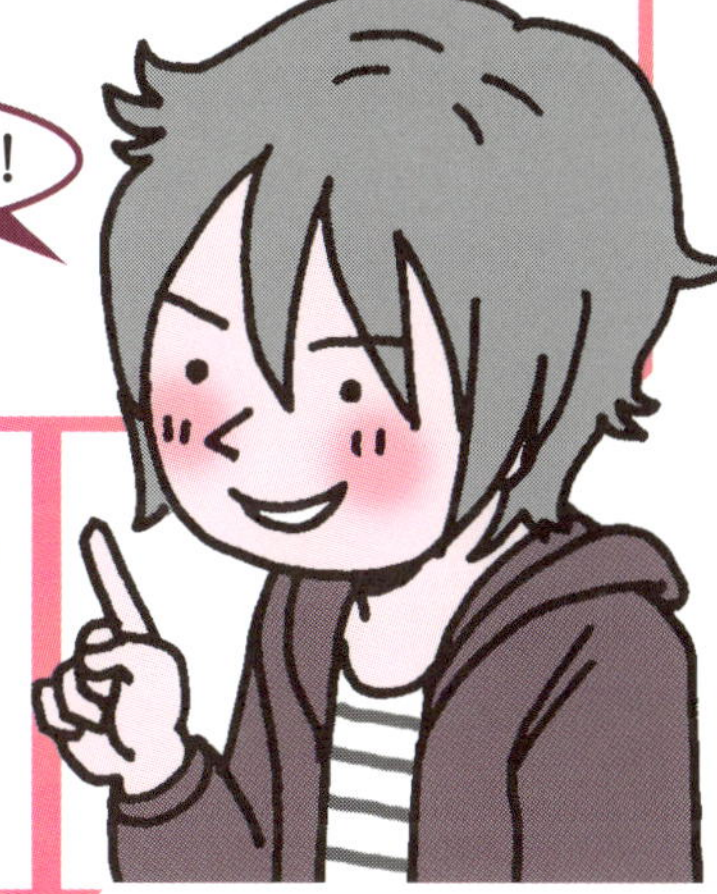

きみのおすすめ映画、観たよ！面白かった！
面白いですよね！
ちょっとわからないところがあったのだけど、教えてくれる？
あー、あれはですね
きみと話すのは、楽しいなあ！

登校につながるヒントもチラリ

本人のやる気を促せば、自分から「学校に通ったほうがよさそうだ」と気づく可能性が高まります。

- うちの学校のパソコン、動画編集ソフトが入ったんだ。ぼくは全然わからないのだけど、きみなら、すぐ動かせそうだね
- あのCGはすごいよね。どうやってああいう技術を身につけるのかな
- 原作の小説、読んだことある？　あれも面白かったよ

学業不振への対応は不可欠

最高・最大・最善の一押しは、勉強をわかるようにすることです。

- 学業不振の背景にあるものがなにかを把握し、その子のスタイル（考え方、感じ方の特徴）に合った勉強のしかた、支援のしかたを考える（→82ページ）
- 問題欄と解答欄の使い方を教えるなど、テストの受け方を練習したほうがよいこともある

対人トラブルの訴え

だれも「みんな」とはうまくいかない──大前提への疑いを

子どもがもっている「だれとでも仲良くならなければダメ」という大前提が、対人トラブルにつながることも多いもの。その点に気づかせる働きかけが必要です。

対人トラブルを生み出す大前提

不登校の子などにみられる「友だちとうまくいかない」「みんなに嫌われている」などという訴えは、理想と現実の乖離（かいり）から生み出されることが少なくありません。

「みんな仲良く」という理想
スローガンや標語は「それがむずかしいこと」だからこそ、かかげられるもの。けれど、その点が理解できる子ばかりではありません。

「だれとでもうまくいかねばならない」という大前提
だれかと意見が合わなかったり、だれかにそっけない態度をとられたりするのは不快なもの。「だれとでもうまくいくはず」という大前提があると、不快な気分がさらに強くなってしまいます。

あいさつしたのに、無視された

反応が冷たかった

非難するようなことを言われた

だれとでもうまくいくはずなのに……
「仲良くしたい」
「仲良くできない人はダメ」
とこだわり続ける

どうしても相手が許せない

相手とうまくいかない自分が許せない

どうしたらよいかわからない

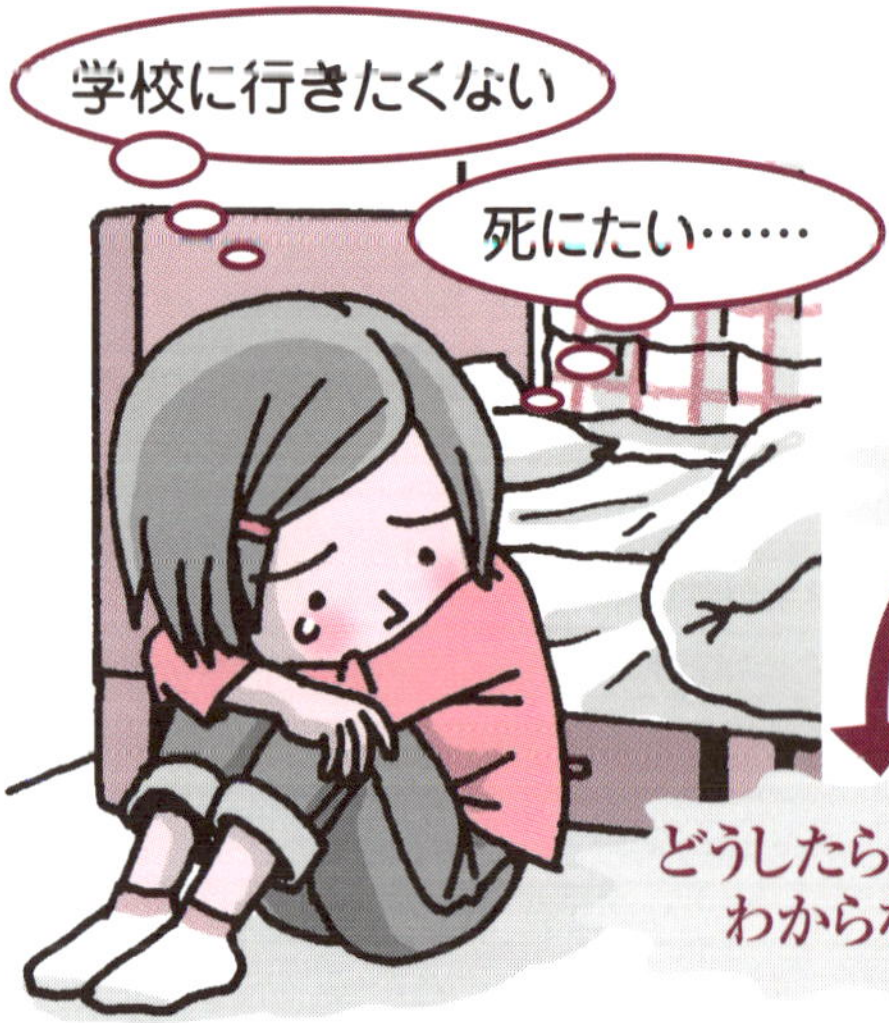

学校に行きたくない

死にたい……

人間関係を上手に減らしていけるように

明確ないじめの確認ができない場合には、本人がこだわる「大前提」に問題があると考えてよいでしょう。

理解させたいのは、気が合わない相手とつきあう必要はないということ。ただ、授業や学校行事でのかかわりは続きますから、あえて「嫌い」と告げるのはトラブルのもとです。上手な人間関係の減らし方をいっしょに考えていきましょう。

「当たり前のこと」をきちんと伝える

「だれとでもうまくいかねば」という大前提を手放せば、ずいぶん生きやすくなります。特定の友だちとの間でいやな思いをしても、「こういうことは、だれにでもある」「あの子とはつきあわないでいい」と思えるようになれば、つまずかずに済むことも多いのです。

不特定の人間関係は減っていくのが当然

だれかと仲良くなれば、不特定の「みんな」と過ごす時間は減るのが当然です。「みんな仲良く」を目指す必要はありません。

だれも「みんな」とは仲良くなれないよ？
深くつきあいたい人と、つきあわなくてもいい人がいる。……それで、いいんじゃない？

仲良くできない人もいて当たり前

好きなこと、嫌いなこと、興味のあること、ないことは人それぞれ。気が合う人、合わない人がいるのが当然です。

いやな相手とは仲良くしなくてもいい

ただし、あいさつなど、社会的なマナーの範囲でのつきあいは、仲良くする・しないにかかわらず必要です。

いじめの実態があったら

対人トラブルの訴えに対しては、実態把握が必須です。特定の子どもの悪意ある加害に、クラス、グループの全員が同調するような批判、あるいは無視という形で加わっていく、陰湿ないじめ被害にあっている可能性もあります。

加害者がよく口にする「かばえば今度は自分が標的になると思った」という言葉は、「故意」による言動であることの裏付けでもあります。いじめにはクラス全体を対象にした指導が必要です（→48ページ）。

恋愛・性非行①

恋ってやつはけっこう面倒くさい―「なぜ?」につなぐ誘い水

思春期になれば、恋愛や性への関心が高まるのは自然なこと。しかし、相手との関係を築くのは、だれにとってもむずかしい課題でもあります。

高度の対人マナーが試される

相手の意向の確認のしかた、自分の要請が断られたときのふるまい方など、さまざまなマナーを身につけることで、対人トラブルは回避できるようになっていきます。

基本的な対人マナーが獲得できないまま、相手への関心が暴走すると、つきまとい、性暴力といった問題が生じかねません。

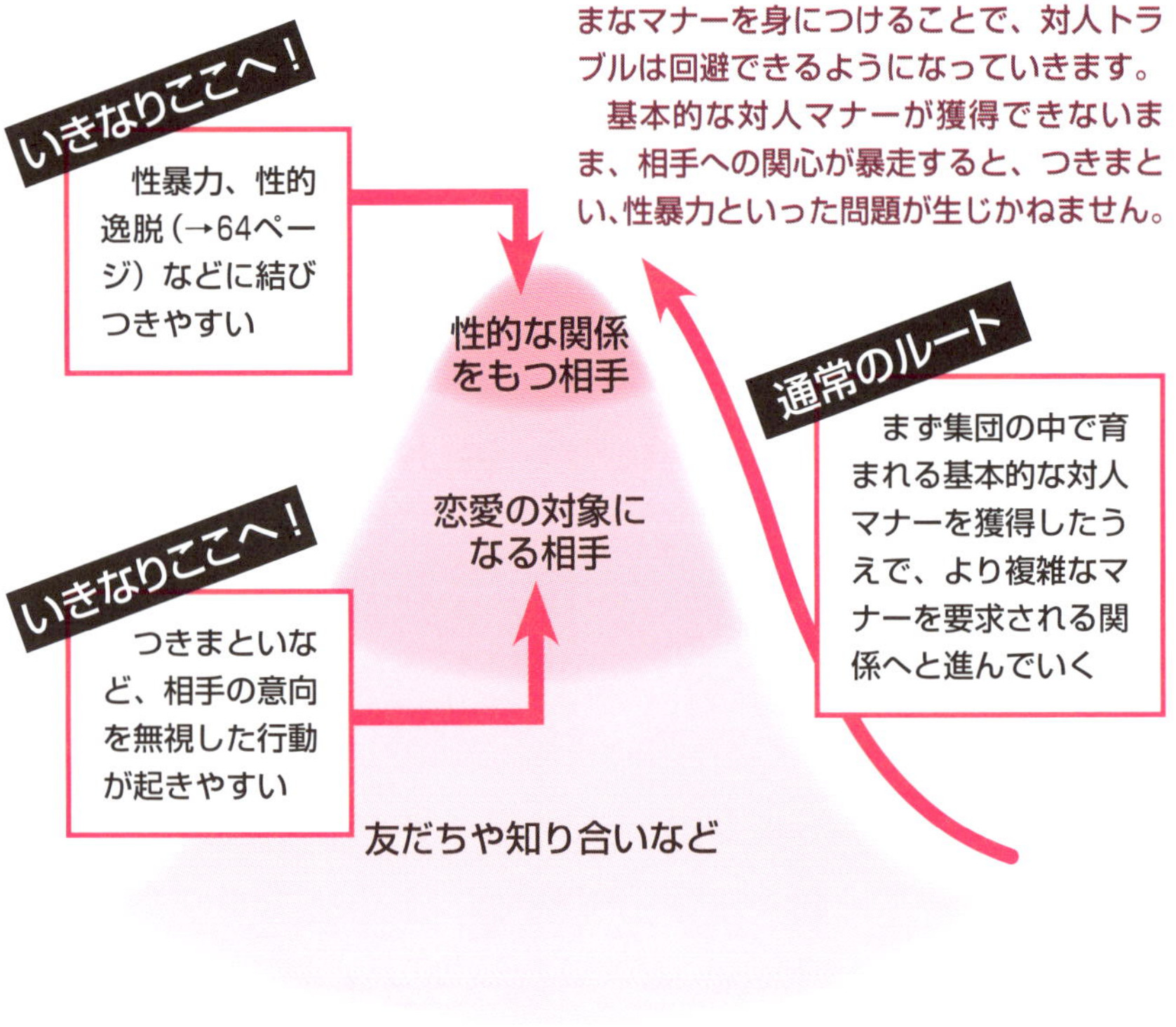

性的な関係をもつ相手

恋愛の対象になる相手

友だちや知り合いなど

いきなりここへ！

性暴力、性的逸脱（→64ページ）などに結びつきやすい

いきなりここへ！

つきまといなど、相手の意向を無視した行動が起きやすい

通常のルート

まず集団の中で育まれる基本的な対人マナーを獲得したうえで、より複雑なマナーを要求される関係へと進んでいく

「相手」と「自分」の関係を意識させる

恋する相手へのアプローチ、性的な関係をもつに至るまでの駆け引きなどは、だれにとっても簡単なものとはいえません。とりわけ他者の気持ちを想像しにくく、友人との関係でもトラブル続きという子にとっては、非常にむずかしい課題となりがちです。

とくに男子の場合、恋愛関係、性的な関係をもちたいという自分の気持ちのままに行動してしまうと、つきまといや性暴力など、性犯罪に結びついてしまうおそれもあります。トラブルの芽が小さなうちに、自分の行動が相手との関係にどう影響するのかを考えていけるよう、促していきましょう。

「ひとりではできない」ことに気づかせる

恋愛・性愛への関心が暴走し、行動に結びつくおそれがある子に対しては、恋愛も性的関係も相手があってこそ成り立つものであることに気づかせることが必要です。

だれもが話に乗ってきやすいフレーズで、対話への導入をはかります。

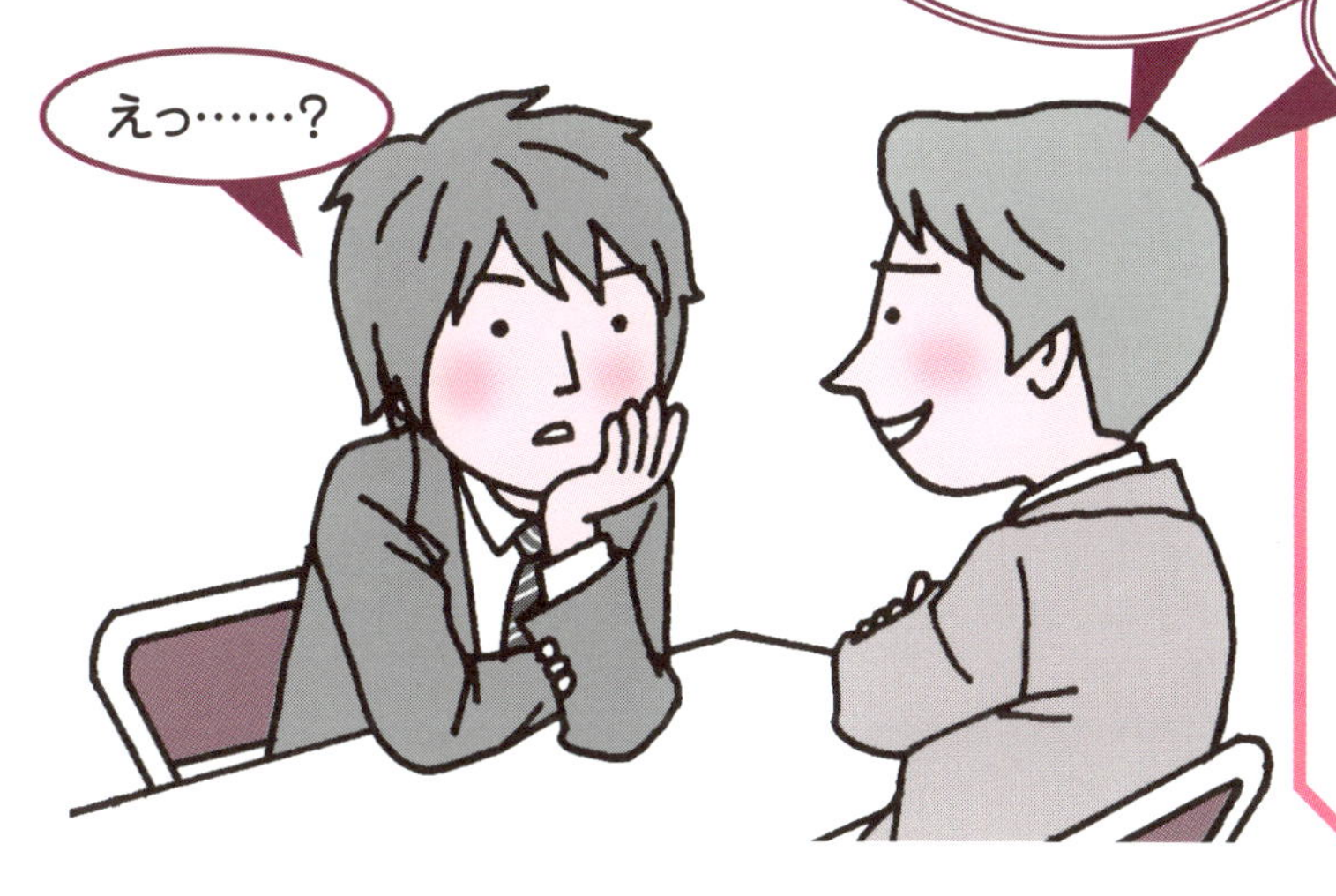
人の恋路をじゃまするつもりはないんだが、きみ、恋の続きを知っているかい?
きみもよく知っているように、あれはけっこう面倒だ。なぜだと思う?
えっ……?
相手がいるからだよ

損得を考えさせる練習で行動を改善させる

「相手の気持ちになってごらん」などと言われても、そこがむずかしいからこそ、トラブルも起きやすいのです。

行動の修正をはかるには、自分のこれからの行動が及ぼす「損得」で判断させるとわかりやすくなります（→ 76 ページ）。

グロテスクなものへの関心が強いときは

性的なもの、グロテスクなものには人を魅了する力があります。生死にかかわるある種の無気味さが、根源的な興味を刺激する面があるのでしょう。

とはいえ、普通は限度を超えれば「嫌悪感」という名のブレーキがかかるもの。ところが感覚的な働きが弱い場合、このブレーキがかかりにくくなります。日常を侵食しないようにするには、損得判断による歯止めと、関心の矛先を変える工夫が必要です。

嫌悪感（感覚的な抑制） ⟷ 根源的な興味

感覚の弱さをもつ場合（→ 72、74 ページ）には、関心のおもむくままに行動することのデメリットを知ることがブレーキになる

恋愛・性非行②

「秘め事」って言葉を知ってる？――本気の対話を始めよう

女子の場合、安易すぎる性行動のくり返しが問題になることも。頭ごなしに「ダメ」と言っても行動の変化は期待できません。やはり対話による支援・指導が必要です。

女子の場合はより複雑

性への関心が暴走しても、女子が加害者になる例はまれです。しかし、性的逸脱といわれるような安易すぎる性行動に結びつきやすく、これまた、さまざまな問題を引き起こしがちです。

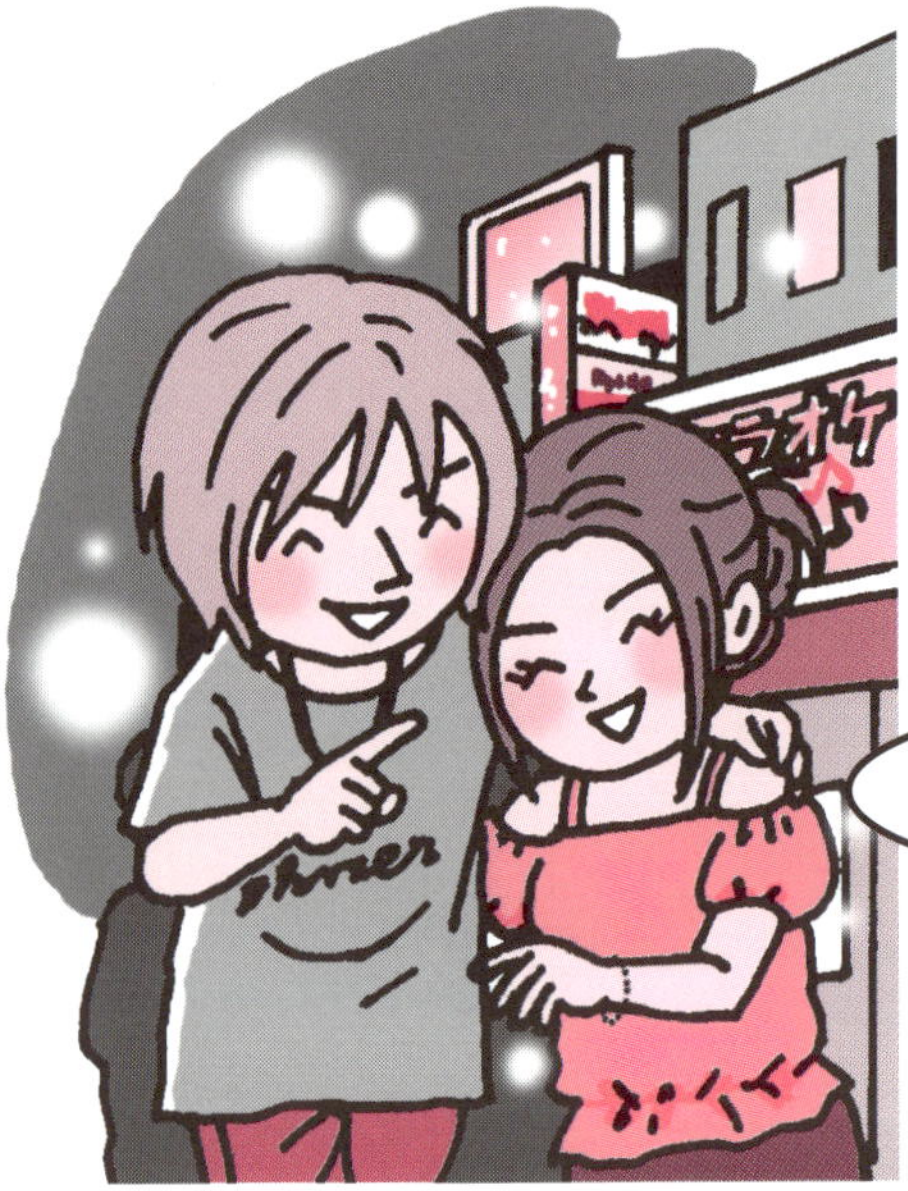

カラオケ
性への関心の暴走
容易に結びつきやすい
安易すぎる性行動（性的逸脱）
犯罪（違法薬物の使用など）
売春
望まぬ妊娠
性感染症

本人にとっては楽しいこと。まるで「困っていない」ようだが……

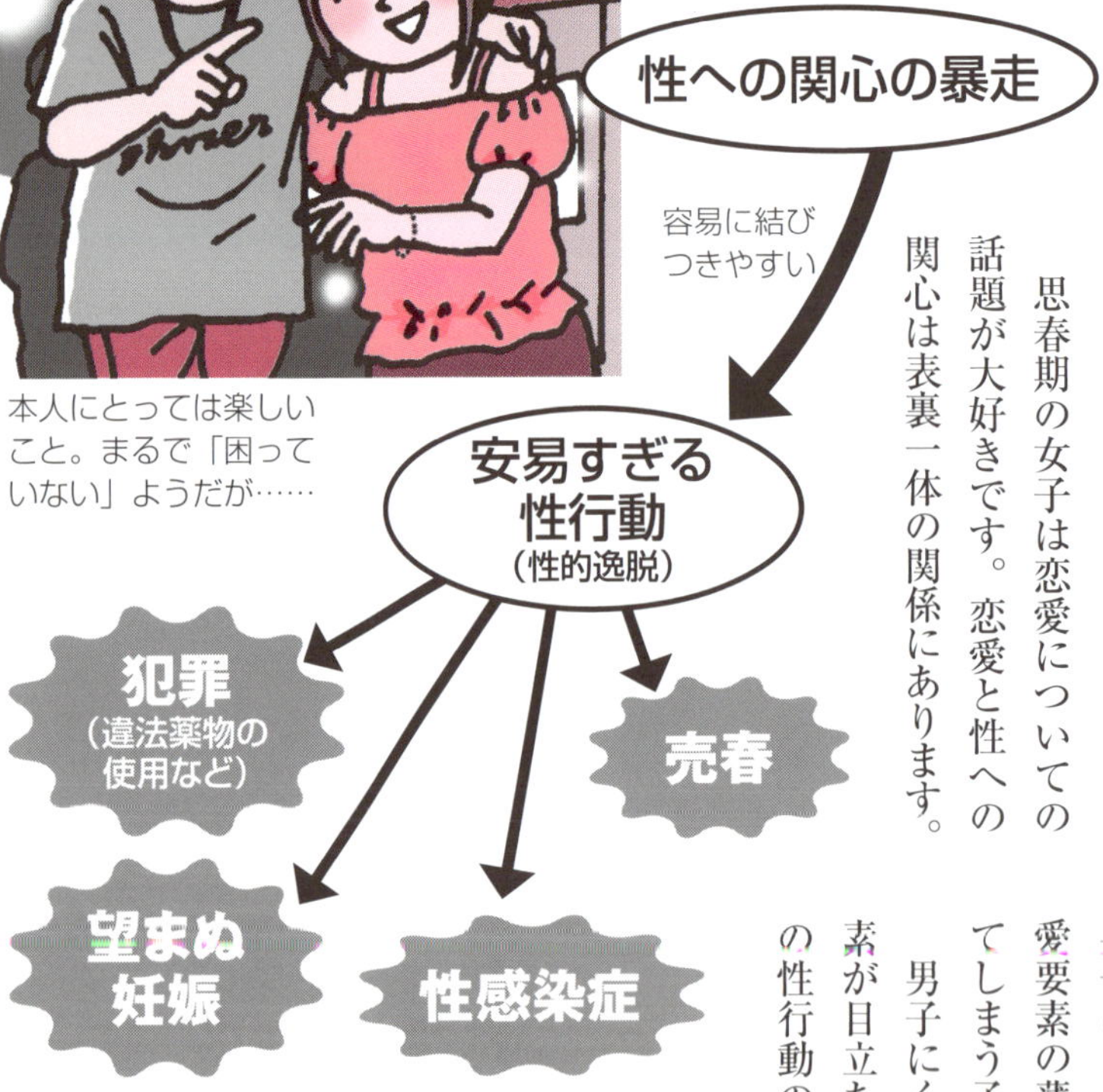

対話を通じて意味のある性教育を

思春期の女子は恋愛についての話題が大好きです。恋愛と性への関心は表裏一体の関係にあります。

一方で、性的誘惑を受ける機会は男子にくらべて圧倒的に多く、恋愛要素の薄い性行動に目覚めすぎてしまう子もいます。

男子にくらべて、加害者的な要素が目立ちにくいことから、女子の性行動の暴走は、支援・指導を受ける機会を逃しやすいのが実情です。

危なっかしい行動がみられたら、できるだけ早い段階で、恋について、性について語り合う機会をもちましょう。それこそが、本当に意味のある性教育といえるでしょう。

自制は肯定から生まれる

安易すぎる性行動を改めてほしいと願って話し合うときに、性への関心、性行動そのものを否定してしまったら、彼女たちは耳をふさいでしまいます。

思春期の女子が大好きな「恋バナ（恋の話題）」から、本気の対話を始めましょう。

「脅し」の効果は限定的

妊娠の危険や性感染症の危険をストレートに伝え、性行動の自粛を求めても効果は期待できません。「大人は脅してばかり」と反発し、かえって危険な行動に走ることも考えられます。

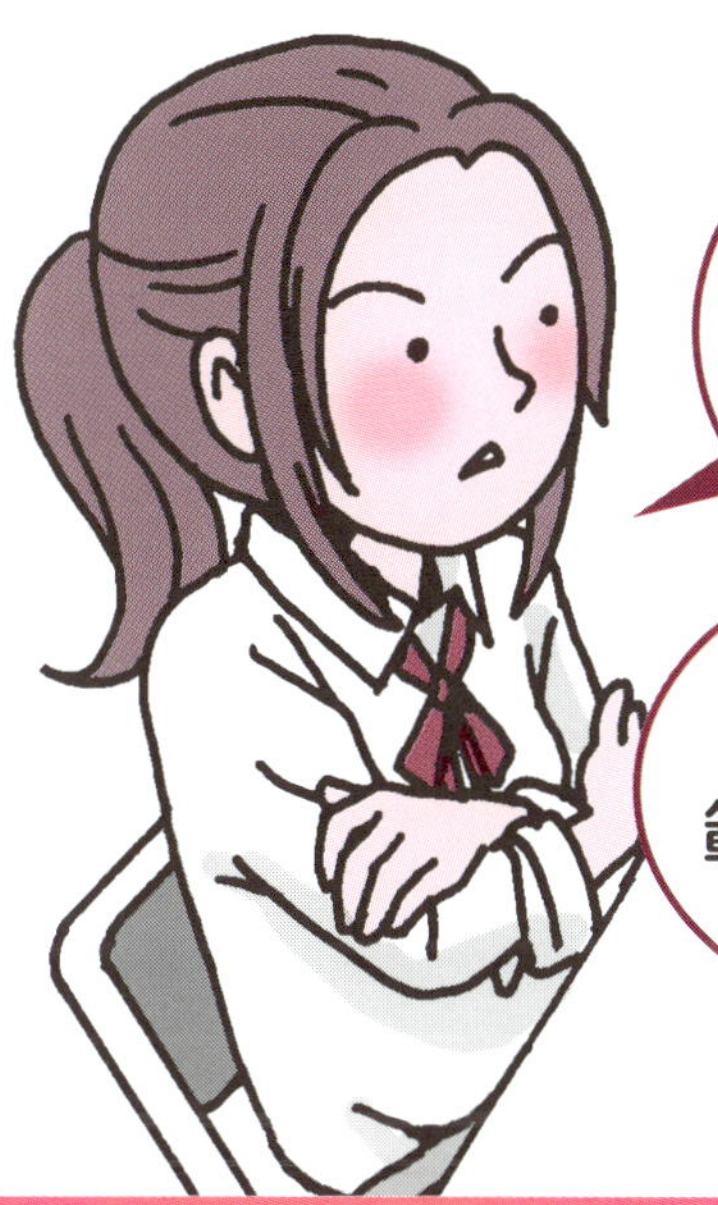
ねえ
「秘め事」って
言葉、
知ってる？
えっ？
なにそれ。
……アレの
こと？
そうそう！
まあ「アレ」の
範囲はいろいろ
だけどね

女子の指導は女性教師が担当することが大前提

自然発生的な自制の効果を期待する

どんな相手との、どのような行為が快いものだったか、やめてほしいと思ったこと――率直に性を語り合うことで、かけがえのない自分、かけがえのない他者の存在に気づいてもらいましょう。

そこから彼女たちの心の中に生まれる「用心深さ」こそが、安易すぎる性行動を自制する最大のブレーキになるはずです。

肯定から始まる本気の対話

特定のだれかと親密な関係になりたいという気持ち、性欲や性的な興奮、快感を求めること、そうした欲求を満たすための方法について、一つひとつ肯定していきます。これが本気の対話への入り口です。

COLUMN

本人の「がんばり」は期待しないほうがいい

がんばらなくてもできる目的に近い行動を促す

周囲に迷惑をかけるような行動を改めてほしい、望ましい方向に向かってほしいというのが第一義的な支援・指導の目標になります。これを叶えるのに、本人の「がんばり」に期待しても、なかなかうまくいかないことが多いものです。

そんなときは、本人が「がんばらなくてもできる行動」を促すことで、目的に近い行動ができればよしとする……と、考え方を切り替えてみましょう。

学習指導にも応用できる考え方

学習指導にも、この考え方は応用できます。たとえば、学業の遅れが目立つ子に「もっと本を読みなさい」と言っても、なかなか読み通せないもの。そんな場合には、まず目次をすべてノートに写すことを課してから、本を読ませます。

読み始めたあと途中で投げ出してしまい、「一冊本を読み通す」という目的そのものは達成できないかもしれません。それでも、「目次を書き写す」という、読書にくらべれば短時間で終わる（つまりは、それほどがんばらずにできる）行動を通じて、「なにが書いてある本か」ということは頭に残ります。

高すぎる目標をかかげ、挫折して終わるより、得ることは多いでしょう。

たとえば……

●虚言の多い子に「ウソをつくな」と言う
⇒好きな話題をふってたくさん話してもらう

●夜遊びがやまない子に「出かけるな」と制止する
⇒家庭内が険悪なムードになるくらいなら、「ついでにパンを買ってきて」などと買い物を頼み、帰宅を促しつつ外出を認める

●本を読ませたい
⇒目次を書き写させる

など

「これから」につながる支援・指導のために

学校で過ごす十数年間を無事に過ごせればよいなどと、
短期的な効果を求めるだけでは、
本当に意味のある支援・指導とはいえません。
子どもがこの先の長い人生を生き抜いていくために
必要な力をつけられるよう、支えていくことを目指しましょう。

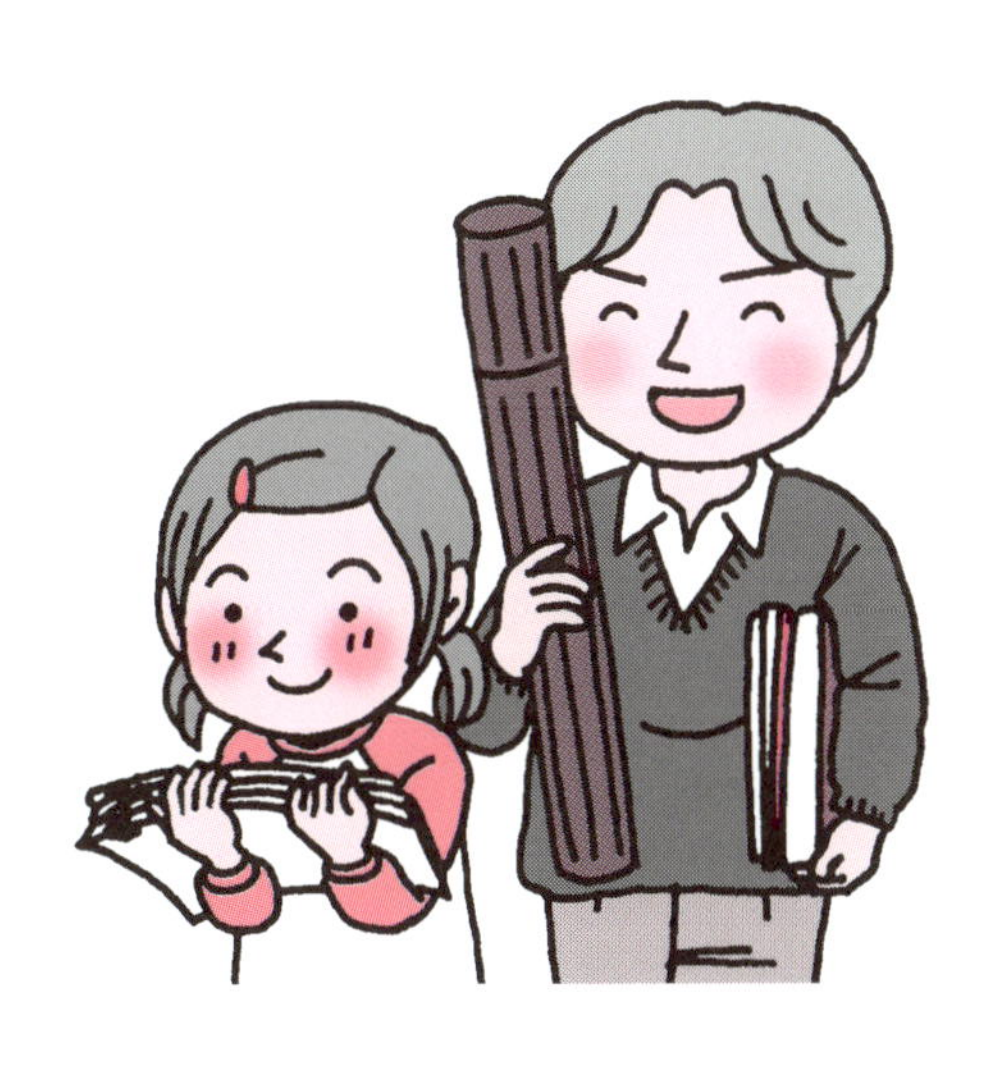

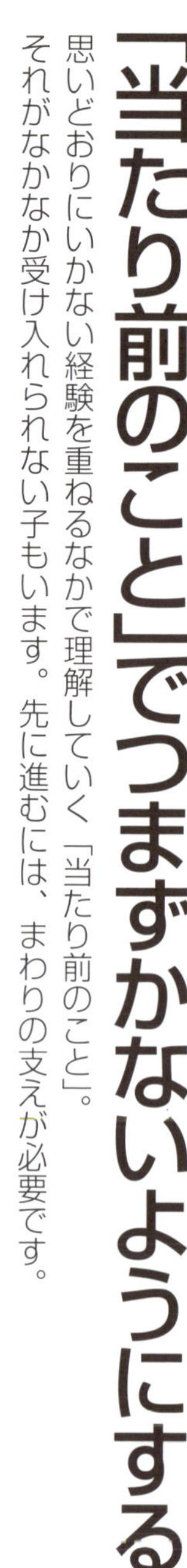

支援・指導の目標①

「当たり前のこと」でつまずかないようにする

思いどおりにいかない経験を重ねるなかで理解していく「当たり前のこと」。それがなかなか受け入れられない子もいます。先に進むには、まわりの支えが必要です。

世界は矛盾に満ちている

子どもは成長していくなかで、矛盾に満ちた課題に直面し、その課題を乗り越えていくことで、大人へと成長していきます。

支援・指導がむずかしい子は、多くの人がなんとなく乗り越えてしまった「当たり前の課題」につまずいていることが少なくありません。

「仲良し」課題

理想 みんな仲良く

現実 みんなと仲良くなんてできない

★この矛盾を乗り越えられないと……

仲良くできないから、学校には行かない

→60ページ

「勝ち負け」課題

理想 つねに勝利。なんでも1番がいい

現実 勝ち続けるのは無理

★この矛盾を乗り越えられないと……

どうせ1番になれないから、やりたくない

遊びのなかで乗り越える

遊びやスポーツは、勝つか負けるかのワクワク感に満ちています。そのワクワク感を、できれば小学校低学年のうちまでに、たくさん経験させることが大切です。結果が出るまでの過程にこそ、楽しさの本質があることが実感できれば、勝ち負け課題は克服できたも同然です。

つねに1番であり続けるのは、苦しさも大きいもの。1番への「こだわり」を少し軽くできれば、人生の楽しさは、軽くした分に比例して倍増するものです。

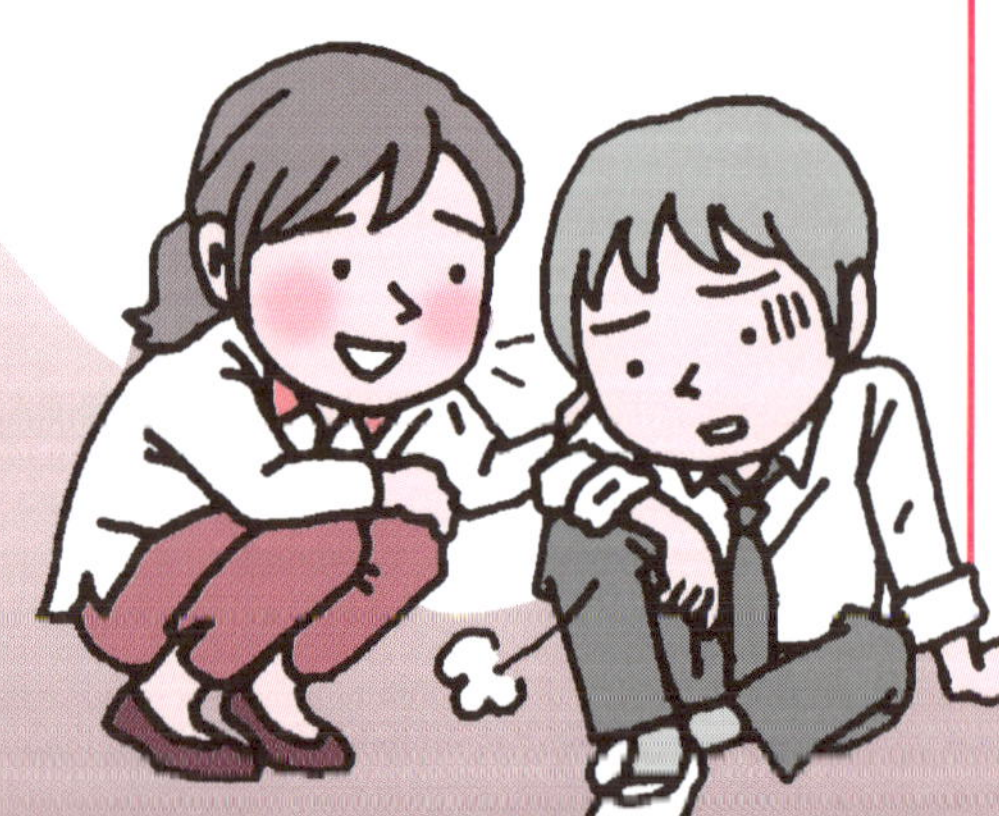

不全感の行き着く先は怒り・無気力・決めつけ

支援・指導を必要とする子は、普通なら、なんでもないようなことにつまずき、不全感を募らせていることが少なくありません。当たり前の課題を乗り越えられないまま不全感が募ると、「怒り・無気力・決めつけ」になりがちです。

「相手が悪い」「学校が悪い」「社会が悪い」と不信感でいっぱいになってしまいます。

だからこそ、教えていきたいのは「この世は矛盾に満ちている」ということ。「いろいろな人がいて、いろいろなことを言う。それが当たり前」であることを伝えていきましょう。

「処世術」という課題

理想 正しいこと、ルール、自分が決めたことは必ず守るべき。なんでもきちんと筋を通すべき

現実 適当にやれば済むこともたくさんある。昨日と今日で言っていることが違う人もたくさんいる

★この矛盾を乗り越えられないと……

こだわりの強さゆえ、さまざまなトラブルを引き起こしがち

矛盾がない世界は息苦しい

みんなが同じものを「美しい」「正しい」「楽しい」と思い、ひとつの目標に向かってみんなが邁進(まいしん)するような世界には息苦しさがつきものです。

当人の「こだわり」にまわりはこだわりすぎず、「そういう考え方もある」と受け流していくことも必要です。

学校生活は矛盾を学ぶ最良の教育現場

いろいろな先生、いろいろな子ども、さまざまな目標や、たくさんの決まりごと。学校生活は、世界の矛盾を学ぶ絶好の現場です。

支援・指導の目標②

究極の目標は「自分で生きていける力」を養うこと

支援・指導は、究極的には子ども自身が経済的基盤を築き、生活できるようになることを目指しておこなうもの。さまざまな課題への対応力を伸ばしていくことも必要です。

両方のスキルをバランスよく育てる

思春期までは、学業などボトムアップ型の課題への対応力が重視されがちですが、思春期以降は、指示・命令などといったトップダウン型の課題への対応力を問われる機会が急速に拡大します。

就労してもすぐに離職する人の多くに、この対応力のアンバランスがみられます。

とくにトップダウン型の課題への対応力がないと、上司の命令に対して生意気な反論をする、あるいは黙り込んで指示どおりに動かないなど、評価を下げるようなトラブルにつながりやすいのです。

学校でも家庭でも、両方のスキルをバランスよく育てる必要性があります。

恋愛・結婚

恋愛関係をもつことのむずかしさについては先述のとおりです(→ 62ページ)。結婚はその先にあるもの。恋愛の課題に加え、就労の課題もクリアできれば、現実味を帯びてきます。

人生における二大課題

仕事をしてお金を稼ぐこと、恋愛し、結婚して自分の家庭をもつこと——だれにとっても簡単な課題ではありません。トラブルをかかえやすい子であればなおさらです。

就労

経済的な自立のために欠かせないのが仕事に就くこと、そして働き続けることです。しかし、これまでも支援を必要としてきた子は、「いやなこと」があると簡単に離職してしまう例がしばしばみられます。

「楽しいことばかりなら、お金を払わなくてはならない。仕事は、いやなこともしなければならないからお金がもらえるのだ」という当たり前のことを、伝え続ける必要があります。

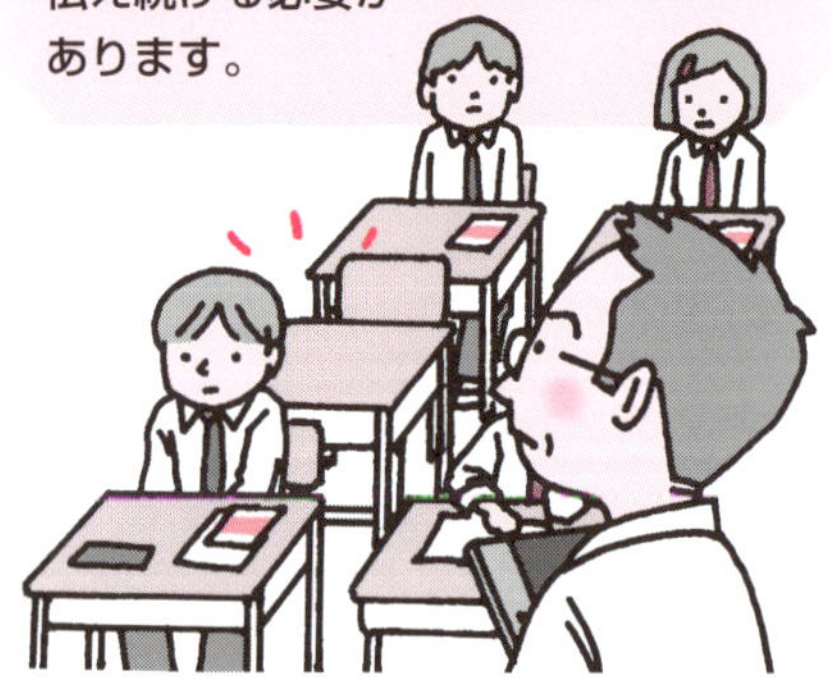

学校生活で起きる問題は、将来にもつながっている

人生という名の舞台で活躍するために

子どもにとって学校生活は人生の大半を占めるもの。しかし、長い人生を俯瞰(ふかん)してみれば、舞台に上がるためのトレーニング期間に過ぎません。

舞台で活躍するには、舞台上でのふるまい方を身につけておく必要があります。

社会に出ると必要な場面が多くなる「トップダウン課題」への対応力

仕事をするようになると、「目上の人からの指示・要求」が増えます。その場合、多少納得がいかないことでも従うことが求められます。
こうしたトップダウン型の課題への対応力に欠けることで、結果的に離職に追い込まれていくことが少なくありません。

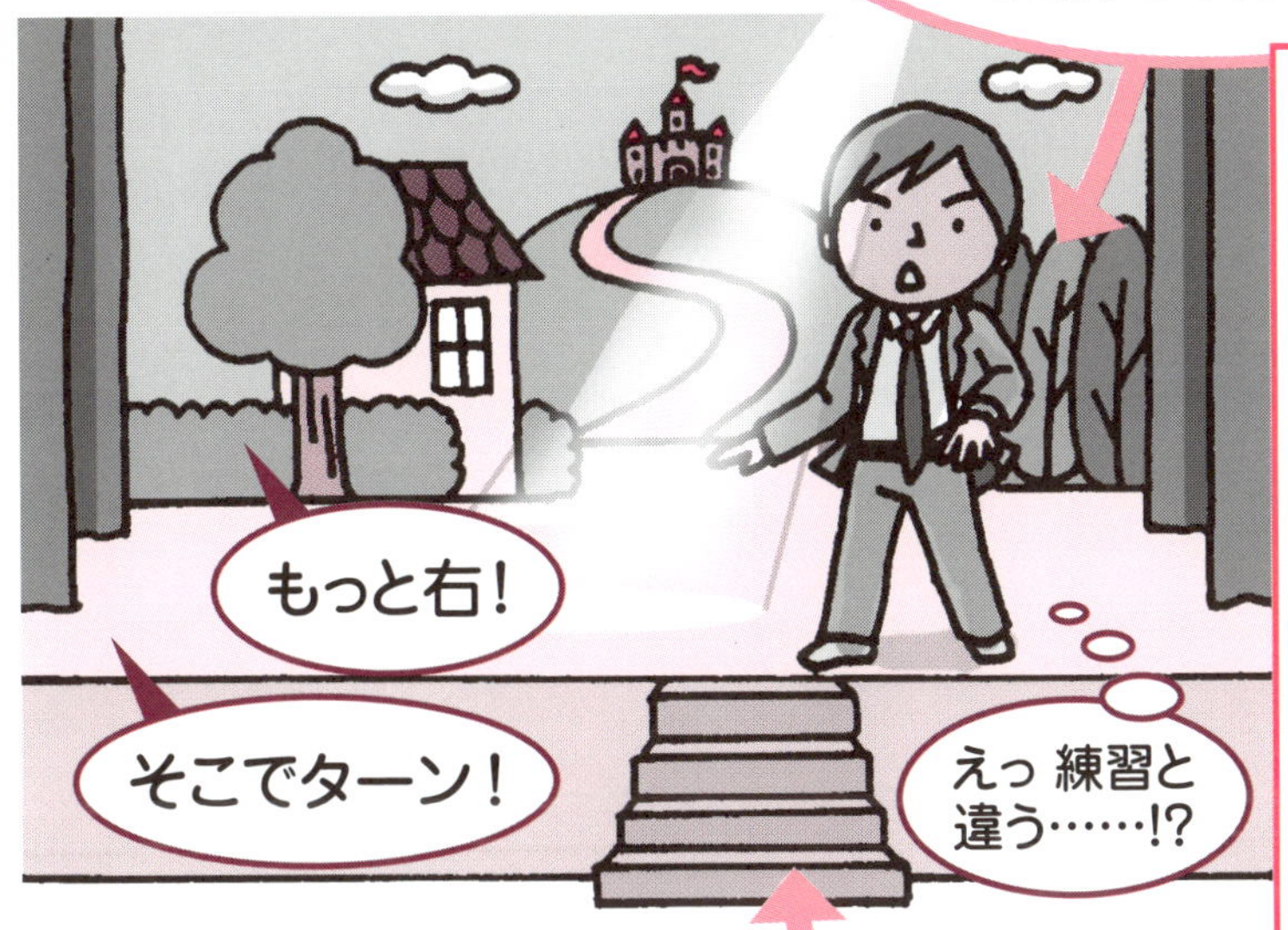
もっと右！
そこでターーン！
えっ 練習と違う……!?

舞台の上では、稽古場での練習とは違う指示を与えられることもある。いちいち「練習と違う」と抵抗していては、舞台は成り立たない

「指示に従う練習」をしておくことが必要

中学生くらいになると、生活指導や部活動などで、トップダウン型の課題を与えられる機会が増えてきます。しかし、子どもが反発し、トラブルになったりしてしまうことも。

練習として最適なのは、「お手伝い課題」です（→78ページ）。家庭でも学校でも、どんどん用を言いつけてやってもらいましょう。本人も、課題を与える側も気分よく取り組めます。

勉強で磨かれるのは「ボトムアップ課題」への対応力

社会に出るためには、一定の知識や技能が必要とされます。
勉強は、前に学習したことを前提にして、そこに新たな知識を積み上げていくボトムアップ型の課題。
これをクリアしておくことは、舞台に上がるための基礎トレーニングのようなものです。

コツコツ続ければクリア可

学校の大きな目標は学業を修めるということですから、勉強のようなボトムアップ型の課題への対応力を養う機会は十分にあります。

発達障害がある場合①

「感じる」と「わかる」のバランスを理解しよう

認知、すなわち「ものごとのとらえ方」は、「感じること」と「わかる（理解する）こと」の二つで成り立っています。どちらかに大きくかたよるのが発達障害の特徴のひとつです。

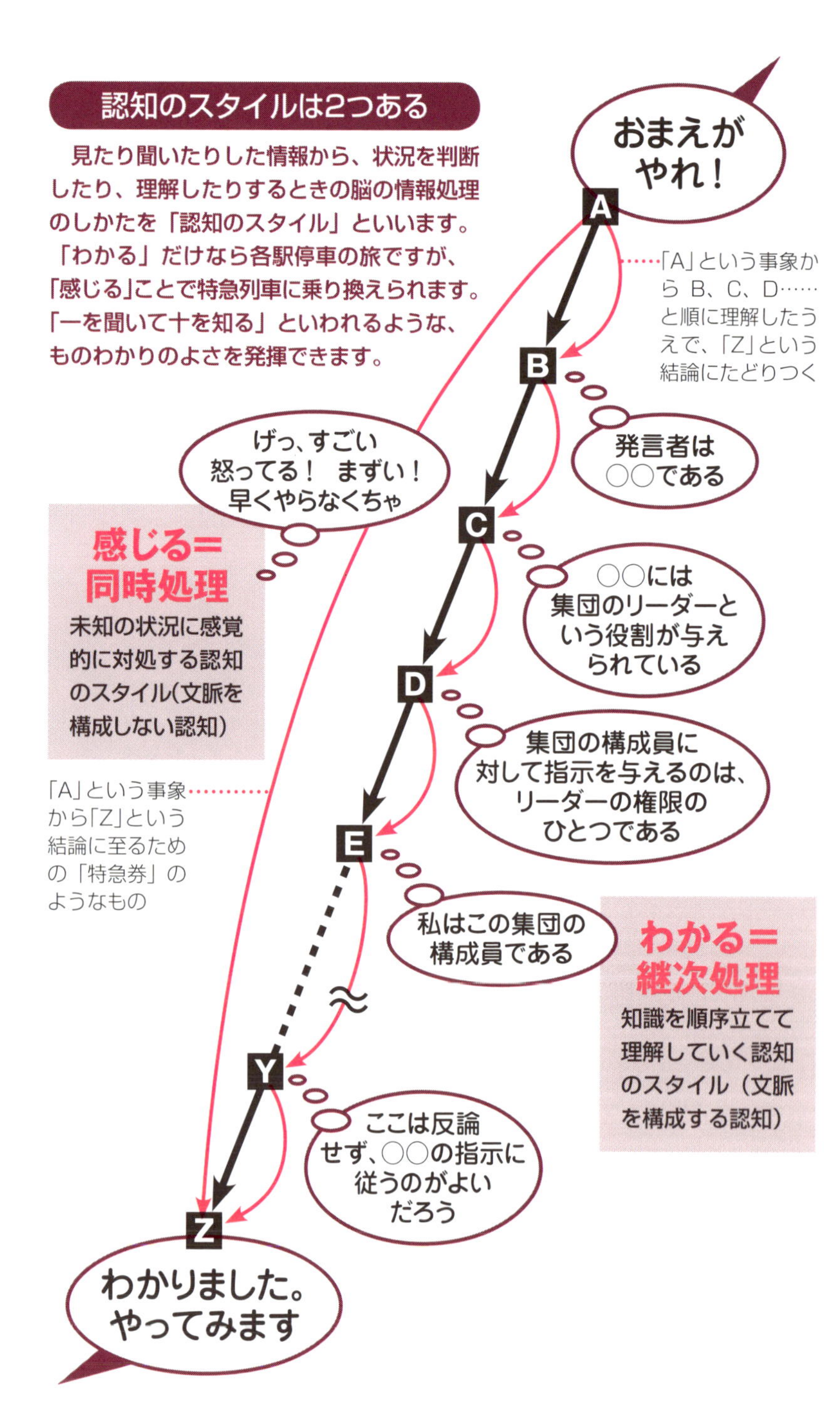

認知のスタイルは2つある
見たり聞いたりした情報から、状況を判断したり、理解したりするときの脳の情報処理のしかたを「認知のスタイル」といいます。
「わかる」だけなら各駅停車の旅ですが、「感じる」ことで特急列車に乗り換えられます。「一を聞いて十を知る」といわれるような、ものわかりのよさを発揮できます。
おまえがやれ！
A
「A」という事象から B、C、D……と順に理解したうえで、「Z」という結論にたどりつく
B
発言者は○○である
げっ、すごい怒ってる！ まずい！早くやらなくちゃ
C
○○には集団のリーダーという役割が与えられている
感じる＝同時処理
未知の状況に感覚的に対処する認知のスタイル（文脈を構成しない認知）
D
集団の構成員に対して指示を与えるのは、リーダーの権限のひとつである
「A」という事象から「Z」という結論に至るための「特急券」のようなもの
E
私はこの集団の構成員である
わかる＝継次処理
知識を順序立てて理解していく認知のスタイル（文脈を構成する認知）
Y
ここは反論せず、○○の指示に従うのがよいだろう
Z
わかりました。やってみます

発達障害をもつ子の認知スタイルの特徴

認知スタイルにどのようなかたよりがあるかは、発達障害のタイプによって違います。

外界からの働きかけ

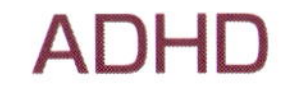
ADHD

同時処理は得意だが、「A」をキャッチした瞬間に反応してしまう。うまく「Z」に至ることもあるが、話の結論を、早とちりしてしまうこともある

了解！「B」ですね！

いや、「Z」だよ……

自閉症スペクトラム障害

同時処理が苦手で、感覚的な対応力に弱さをもつ。つねに各駅停車の旅。「なにが、どうして、どうなった」という文脈が明らかでないと、判断、理解が進まない

なぜですか? わかりません

つまりね……

期待される行動

認知にかたよりがあるのは発達障害のある子の特性

ものわかりがよい子は、感覚的なとらえ方と論理的なとらえ方を、バランスよく使い分けることができています。支援・指導のむずかしさを感じる子どもは、このバランスに大きなかたよりがあることが少なくありません。

感覚的な弱さがあり、いちいち細かく説明していかないと対話が成り立たない子もいれば、感覚的なとらえ方はすぐれていても、とにかく早とちりの子もいます。どちらにせよ「普通なら、こう理解して、こう行動するだろう」という期待どおりにはいきません。「なんて、ものわかりが悪いのだろう！」と思われがちです。

生来、こうしたかたよりをもつのが発達障害の子どもです。脳の特性ですから、「そういうものだ」と理解して接することが必要です。

発達障害がある場合②

「反省してない!」と非難しても解決しない

「あの子は反省できない」という烙印を押されてしまう子の多くは、認知スタイルにかたよりがあります。反省指導をおこなう際に、注意しておきたいポイントです。

同時処理が苦手な場合

自閉症スペクトラム障害にみられるタイプ。感覚的な弱さがあるため、相手の感じ方などが理解しにくい面があります。そのため、「空気を読まない子」などと責められることがあります。

唐突な指示や、とっさの対応を求められる課題がふりかかる

納得できないことは拒絶的

できません

なぜそれが必要なのですか?

「失礼な子」と思われがち

順序立てて説明すれば理解できる

なぜ指示に従う必要があるのか、どう対応すればよかったのか、順序立てて説明していけば理解できます。しかし、感覚的に理解できているわけではないので、本人の言葉や表情には、周囲が期待する「反省の色」はなかなかみえません。

結果的に、反省していないのではないかと思われてしまうことがあります。

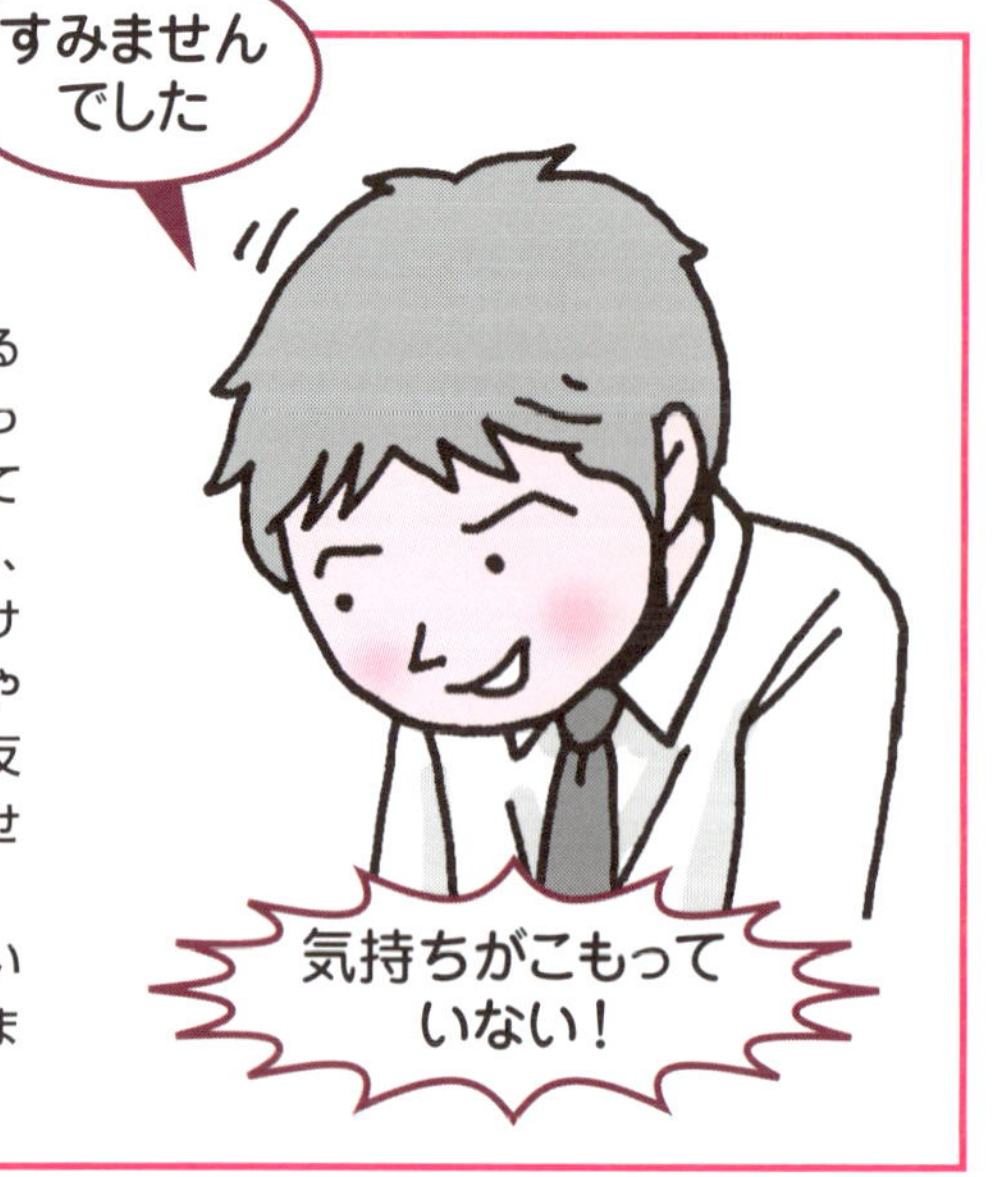
すみません
でした
気持ちがこもって
いない!

継次処理が苦手な場合

ADHDの子に多いタイプ。継次処理による認知より、「やりたい／やりたくない」のほうが先行するので、考えなしに行動しているように受け止められがちです。

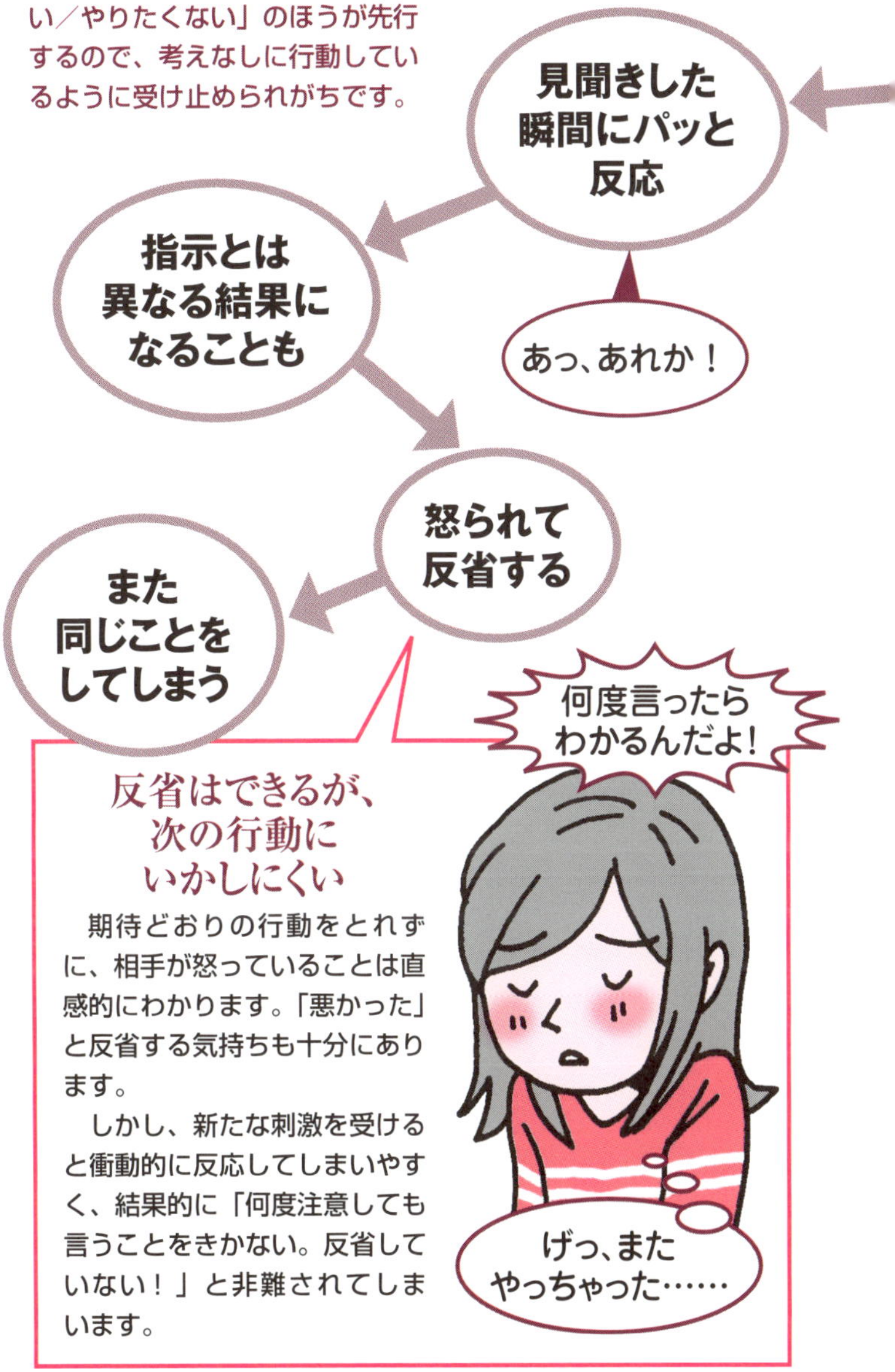

見聞きした瞬間にパッと反応

あっ、あれか！

指示とは異なる結果になることも

怒られて反省する

また同じことをしてしまう

何度言ったらわかるんだよ！

反省はできるが、次の行動にいかしにくい

期待どおりの行動をとれずに、相手が怒っていることは直感的にわかります。「悪かった」と反省する気持ちも十分にあります。

しかし、新たな刺激を受けると衝動的に反応してしまいやすく、結果的に「何度注意しても言うことをきかない。反省していない！」と非難されてしまいます。

げっ、またやっちゃった……

期待どおりのふるまいを求めるのは理不尽なこと

認知スタイルのかたよりが大きい子は、周囲が期待するとおりの「反省」はむずかしいことがあります。しかし、決して反省できないわけではありません。彼らなりの反省は可能です。

あくまでも期待どおりのふるまいでなければ許せない、という人に考えてほしいことがあります。生まれつき「感覚」という脳機能に弱さがある子に対して、「相手の不快感や心の痛みを理解して、心をこめて謝りなさい」と要求することの理不尽さについてです。これは、目の見えない人に「ちゃんと見なさい」と要求するようなもの。いかに理不尽な要求であるか、反省を求める側は十分に理解しておく必要があります。

脳の機能の弱さを非難しても、なにも問題は解決しません。反省は、今後の行動にいかすためのもの。目的を見失わないことが重要です。

「損得」を考える練習が「これから」につながる

自分のふるまいを振り返って反省し、行動を改める——それができる子なら支援・指導は必要ありません。反省が行動の改善につながらない場合は、結果を考える練習が必要です。

未来の行動の結果を考える練習を

子どもがルールを守らなかったり、加害行為を働いたりした場合は、反省指導をおこないます。しかし、反省がこれからの行動を変えるかというと、なかなかそうはいきません。だからこそ、「この子はむずかしい」と思われてしまうわけです。

反省は過去に視点を向けておこなうもの。これがうまくいかないのなら、未来に視点を向け、結果を考える練習を積ませていきます。

「反省」で未来は変えにくい

過去の経験を未来に応用できる子であれば、大きくつまずくことなく歩んでいけます。それができないと、行動はなかなか望ましい方向に変わっていきません。

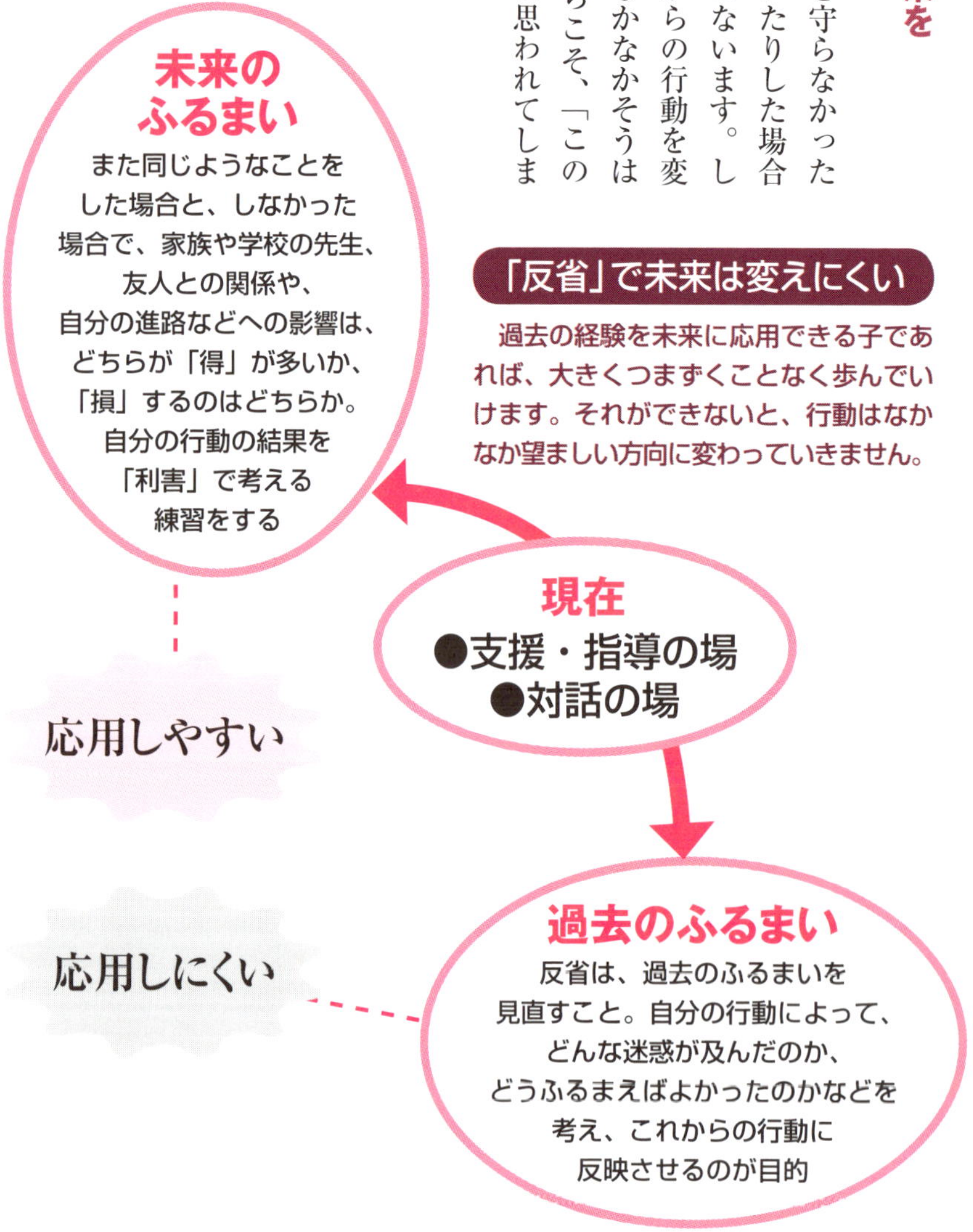

未来のふるまい

また同じようなことをした場合と、しなかった場合で、家族や学校の先生、友人との関係や、自分の進路などへの影響は、どちらが「得」が多いか、「損」するのはどちらか。自分の行動の結果を「利害」で考える練習をする

応用しやすい

現在

●支援・指導の場
●対話の場

過去のふるまい

反省は、過去のふるまいを見直すこと。自分の行動によって、どんな迷惑が及んだのか、どうふるまえばよかったのかなどを考え、これからの行動に反映させるのが目的

応用しにくい

「これから」を考えさせるポイント

結果を考えて行動するほうがよさそうだ——そう思ってもらうための対話は、有効な支援策となります。

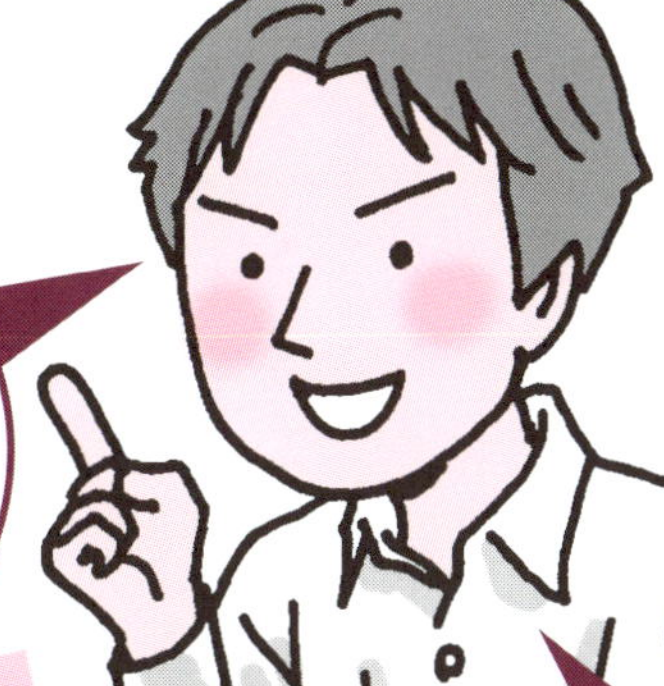

いちいち叱る私も疲れるけど、叱られるあなたもたいへんでしょう?
まあね
利害の一致
では、どうすれば叱ったり、叱られたりしないで済むか、考えてみようよ
Aならどうだろう? Bなら?

Aを選べば「得」が大きい
ほめられる⇒気分よく過ごせる。周囲との関係も良好

Bを選べば「損」が大きい
叱られる⇒いやな気持ち。周囲から悪口を言われたりする

じゃあ、まあAにしておくか

損得判断による望ましい選択

望ましい選択をできるように促すのが支援ということ

「損」か「得」かは判断しやすい

道徳感覚として「よいこと・悪いこと」の判断がつきにくい子も、「損得」で考えると、的確に判断できることが多いもの。どんなふるまいが得なのか、結果を考えることで行動が改善される可能性があります。

道徳感覚：よいこと／悪いこと
損得感覚：得する／損する

はっきりと区別できることのほうがわかりやすい

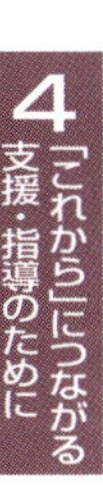

「お手伝い」「頼みごと」をどんどん取り入れる

困った行動の改善を目指すだけでなく、未来に向けた練習のために、意識的に「お手伝い課題」を与えるとよいでしょう。子どもは「よい行動」で得られる「結果」を体感できます。

簡単な用を頼んでほめる機会を増やす

多くの子どもは、「いい子だね！」という肯定的なフィードバックを与えられながら成長していきます。しかし、さまざまな事情から、肯定される経験が少ないまま育ってきた子もいます。

肯定され続けるなかで自尊心、自己肯定感は生まれるもの。「ダメだ」「なぜ、こんなこともできない？」などと否定され続けてきた子どもには、日頃から簡単な用を頼み、それができたらほめるという機会を意識的につくっていきます。

こうした「お手伝い課題」は、トップダウンの指示への対応力を磨く方法としても有効です。どんどん取り入れていきましょう。

簡単にできる課題をどんどん与える

必ず肯定のフィードバックがおこなえるような課題を設定することが必要です。

面倒な頼みごとではなく、ごく簡単な用（「その本を取ってくれる？」「机を運ぶのを手伝って」「そのゴミを捨ててきて」など）を、くり返し頼むことが大切です。

目の前でできる

すぐに終わる

むずかしくない

「あの子にばかり」と言う子にも声かけを

お手伝い課題を与えるといった形で支援をおこなっていると、「先生、どうしてあの子にばかり用を頼むのですか」と言い出す子が出てくるかもしれません。

じつは、そういうことに気づいて指摘する子は、同じような支援を必要としている場合が多いのです。ですから、そうしたときには「きみも手伝ってくれるの？　うれしいな」と答えて同じように用を頼み、支援の輪を広げましょう。

ただし、「今は忙しい」などといやがる子に、無理強いはしないようにしてください。

きみも手伝ってくれるの？
うれしいな

「一石三鳥」の支援法

簡単な用を頼み、やってもらう「お手伝い課題」をくり返し与えていけば、さまざまな面で子どもの支援につながります。

これ、お願い

コミュニケーションの練習

⇒人になにかしてもらうときの頼み方、引き受け方など、言葉のやりとりを通じて実践的に学んでいく

えーっ

信頼関係の練習

⇒相手の期待に応えれば、感謝される。自分も「いい気分」になるものだと体感できる

こんなことお願いできるのは、きみくらいしかいないんだよ！

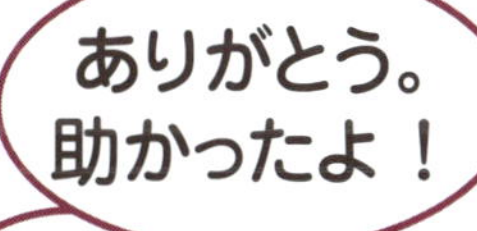
ありがとう。助かったよ！

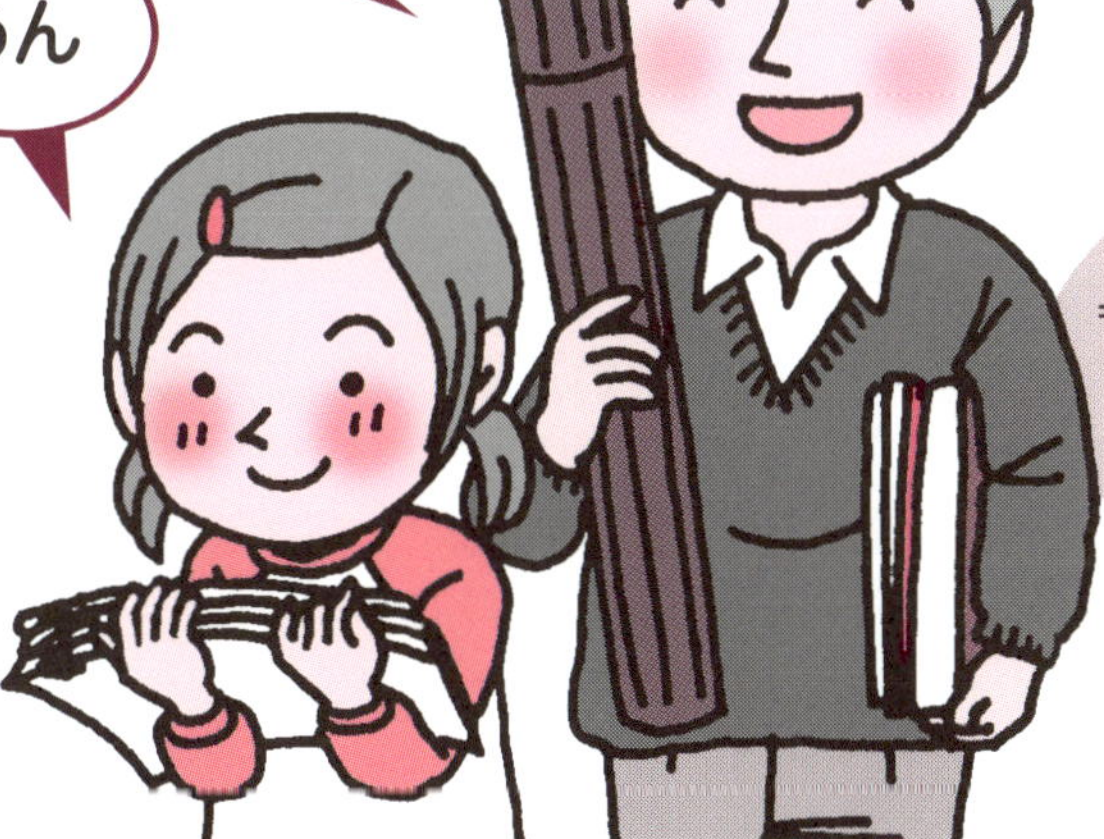
うん

指示に従う練習

⇒就労後に求められることが多いスキル。信頼関係のある相手からの指示に素直に従えば、自分にとってもよい結果になるとわかる

学業不振への対応①

学校生活では学力をつける取り組みが不可欠

勉強が苦手というだけでは、「周囲を困らせる子」とは認識されません。しかし、周囲を困らせ、心配させる子の多くは学業不振をかかえているもの。両者の関係は密接です。

かげには学業不振があることも多い

困った問題を引き起こす子の多くに、学業不振がみられます。学業不振は、困った問題を引き寄せる磁石のようなものといえます。

問題になるのは困ったふるまい

暴言・暴力、いじめ、不登校、非行など。
周囲は「なんとかしなければ」と考え、支援・指導がくり返される

じつは……

自尊感情が低い

自尊感情が低く、劣等感をもっている子も多い。「自分なんか」「どうせ無理」などと、あきらめている

学業不振が根底にあることが多い

学校でも家庭でも心配し、相応の対策が試みられていることもある。しかし、なかなかうまくいかないこともある

おとなしい子ほど見逃されがち

勉強が苦手でも「おとなしい子」は、学校ではあまり問題視されないこともあります。学齢が上がるほど、子どもの努力だけでは追いつけなくなってしまいます。学業不振への対策は早めに打つのがベストです

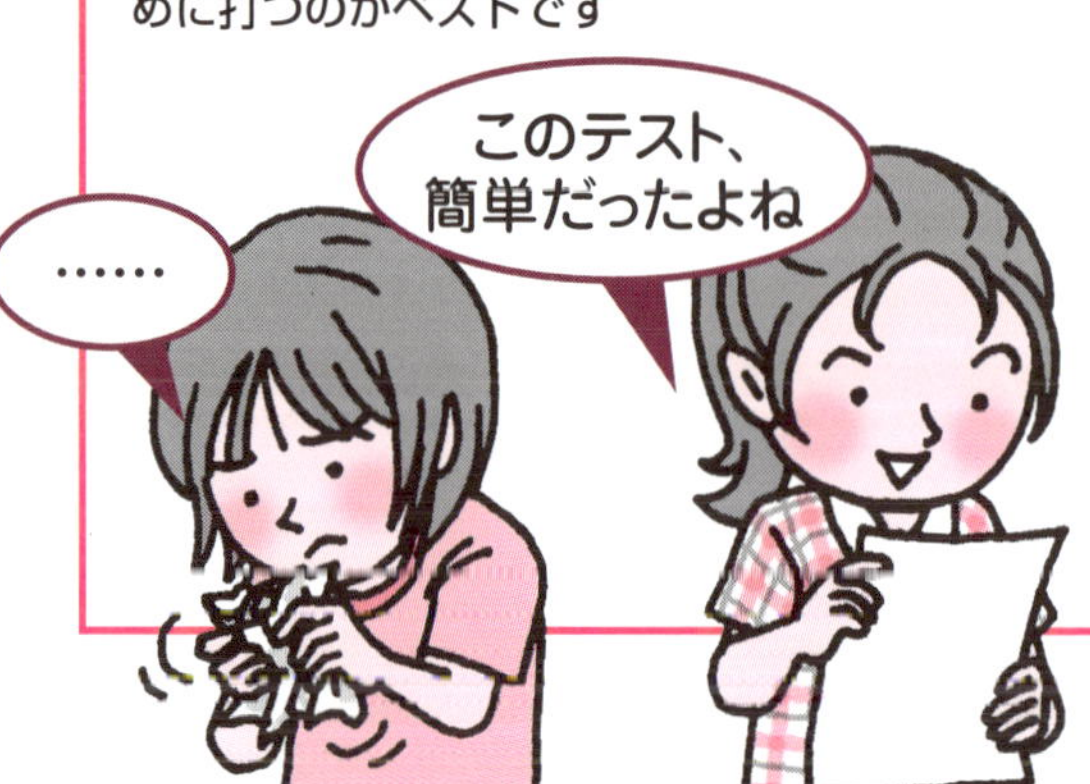

このテスト、簡単だったよね
……

問題行動の根本に学業不振あり

学校生活において、評価の軸は学業だけではありません。ただ、学業不振は自尊心の低下をまねく

なにが学業不振をまねくのか?

年齢相応に学習が進まない理由は、いくつか考えられます。どれか1つということではなく、重なり合っていることも少なくありません。

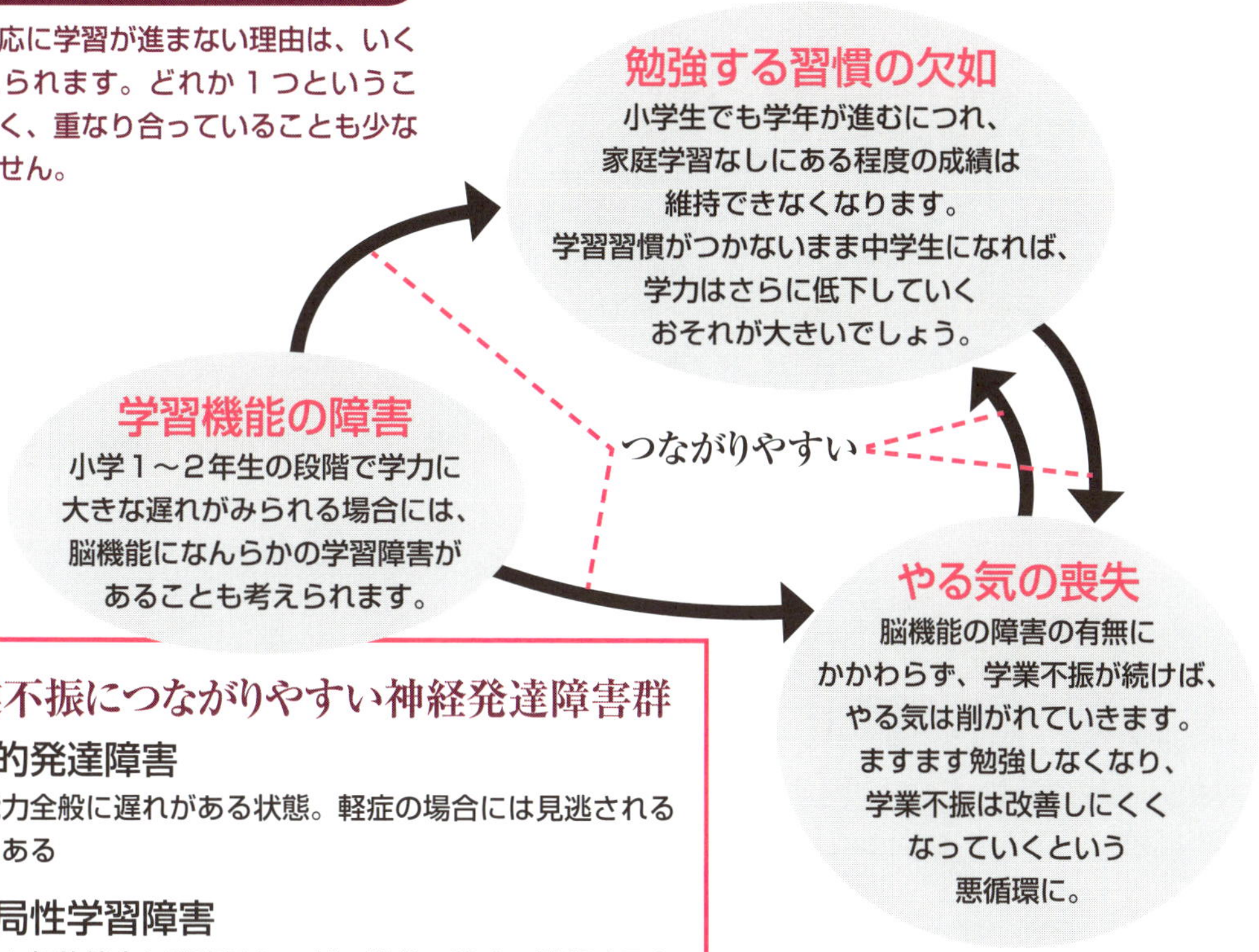

勉強する習慣の欠如
小学生でも学年が進むにつれ、家庭学習なしにある程度の成績は維持できなくなります。学習習慣がつかないまま中学生になれば、学力はさらに低下していくおそれが大きいでしょう。
学習機能の障害
小学1～2年生の段階で学力に大きな遅れがみられる場合には、脳機能になんらかの学習障害があることも考えられます。
つながりやすい
やる気の喪失
脳機能の障害の有無にかかわらず、学業不振が続けば、やる気は削がれていきます。ますます勉強しなくなり、学業不振は改善しにくくなっていくという悪循環に。

学業不振につながりやすい神経発達障害群

●知的発達障害

知的能力全般に遅れがある状態。軽症の場合には見逃されることもある

●限局性学習障害

全般的な知的能力に障害はないが、読む、書く、計算するという学習に必要な能力の一部が極端に働かないために、学習面でのつまずきが生じてしまう。従来、学習障害と呼ばれてきたもの

●その他

★ ADHD にみられる衝動性や不注意、自閉症スペクトラム障害にみられるコミュニケーション能力の弱さやこだわりの強さが、学習に悪影響を及ぼしていることもある

★知的発達障害が「ある」とも「ない」ともいえない境界線知能の子は、発達障害の子よりも数としては多いのに、「やる気のない子」と誤解され、見過ごされていることが多い

大きな一因になりがちです。友だちに負け続けている自分、親や教師の期待に応えられない自分の姿を意識しないわけにはいかないからです。

「うまくいかない」という苛立ちや、「どうせ無理」というあきらめは、さまざまな問題に結びつきやすくなります。

学業不振への対応②

まず「学力アップ」より「やる気アップ」を！

学業不振への取り組みは、「やる気」を高めるのが目標です。「学力アップ」を目指そうとすると、子どものやる気をさらに削ぐ結果になることもあるのでご注意を！

「わかる課題」だけ次々と。達成感がやる気につながる

学力アップをはかるには、子どもが「わかる課題」から始め、徐々にむずかしい「わからない課題」に取り組ませていくのが一般的です。

しかし、学業不振の子に、このやり方は通用しません。「わからない」からこそ、やる気を削がれているわけで、その状態のままむずかしい課題に取り組ませれば、行き詰まるのは目に見えています。

まずは勉強することの「面白さ」「達成感」を味わってもらうことが重要です。それが得られれば、やる気も生まれてきます。「わからない課題」に取り組んでみようという気持ちにもなっていくでしょう。

まずは実態を把握する

学業不振の背景になにがあるのかは、個々の子どもによって異なります。具体的な背景を知ることで、より有効な支援のしかたが見つかります。

日々の様子とテスト結果などから整理

基礎学力はどの程度あるのか、どのような点に弱さがあり、つまずきやすいのかなど、一人ひとりについて具体的に分析します。

チームで検討する

学業不振への対応は、個人的な努力に頼るのではなく、チームで進めていくのが基本です。教員だけでなく、特別支援教育コーディネーター、スクールカウンセラーなどもまじえてケース会議を開き、支援の方法や進め方を検討します。

「やる気アップ」のポイント

子どものやる気を高めるための働きかけ方は、学力アップのやり方とは異なります。本人が「わかった」という達成感のまま学習を終えられるようにしていきます。

学年相当の教材を使う

基礎学力の程度に合わせた学年の教材を使うのは、本人のプライドを傷つけるおそれがあります。本人の学年で使っている教科書を用いるのが基本です。

無理なくできるところだけ

各単元、各章の最初の１ページは、簡単な問題から始まることが大半です。勉強するのは、基本的にこの１ページ目だけ。本人が無理なく解ける簡単な問題を終えたら、次の単元に移ります。

短時間ずつ、集中させる

１回の学習に要する時間は、15～20分程度のものでしょう。これくらいなら、集中して取り組める子も多いはず。本人が「もう少し、やってもいいかな」と思うくらいのところでおしまいにすることが重要です。

教科書1冊、最初から最後まで

「各単元1ページ目だけ」の学習スタイルであれば、教科書の初めから終わりまでまるまる1冊、取り組むことが可能です。これでは学力アップにはつながりませんが、達成感とやる気のアップにつながります。

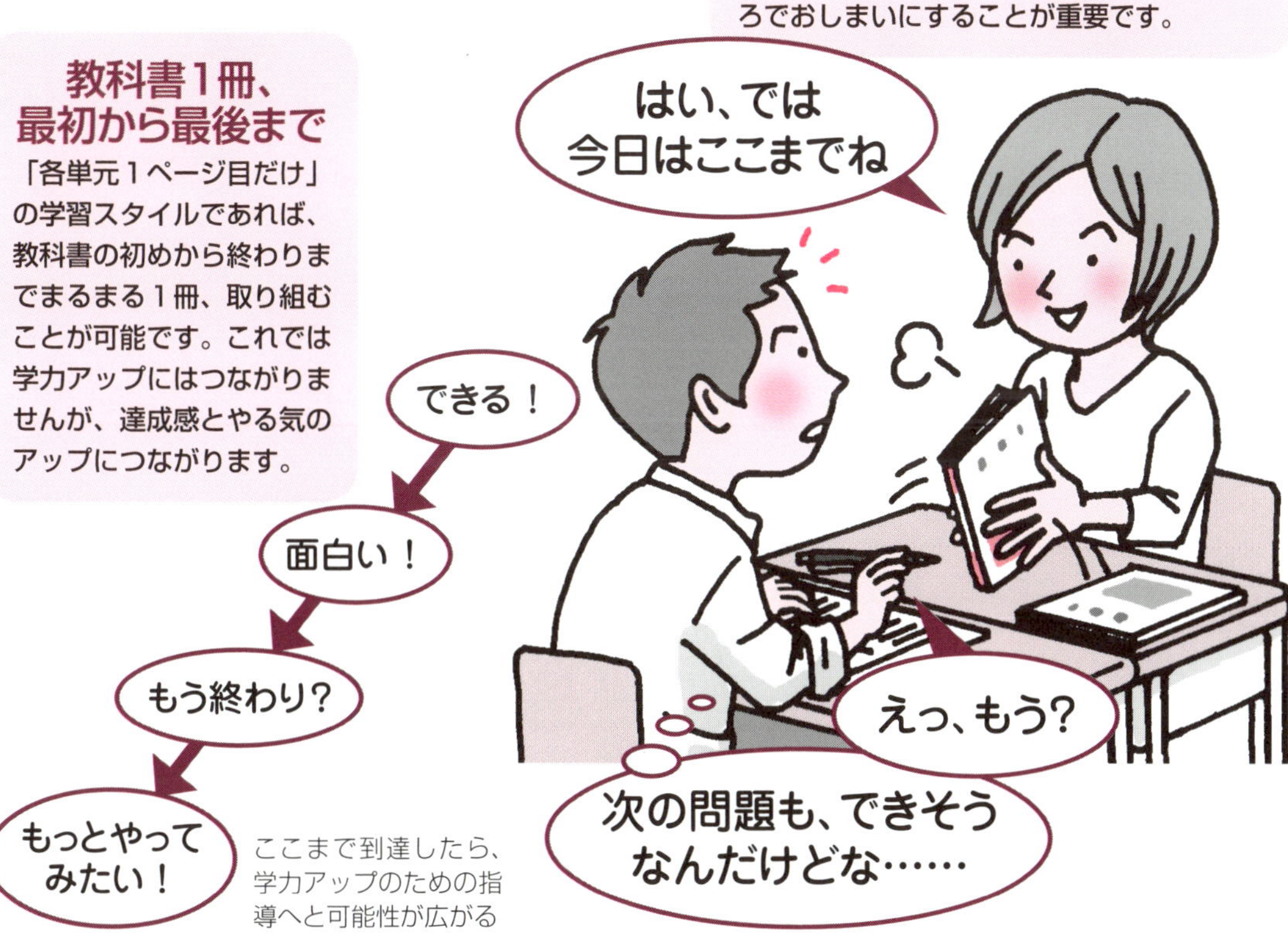

はい、では
今日はここまでね
えっ、もう?
次の問題も、できそうなんだけどな……
できる！
面白い！
もう終わり?
もっとやってみたい！

ここまで到達したら、学力アップのための指導へと可能性が広がる

COLUMN

「勉強はできる子」でも支援が必要なことも

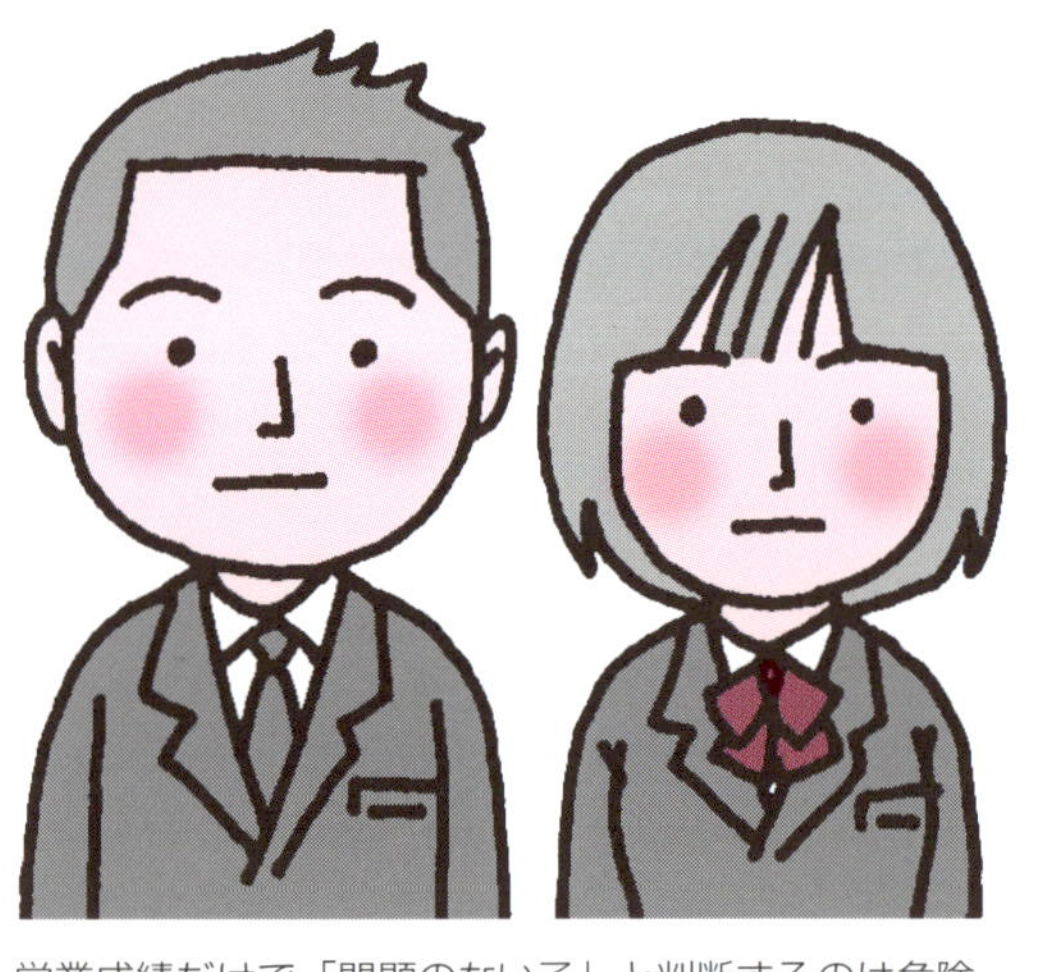
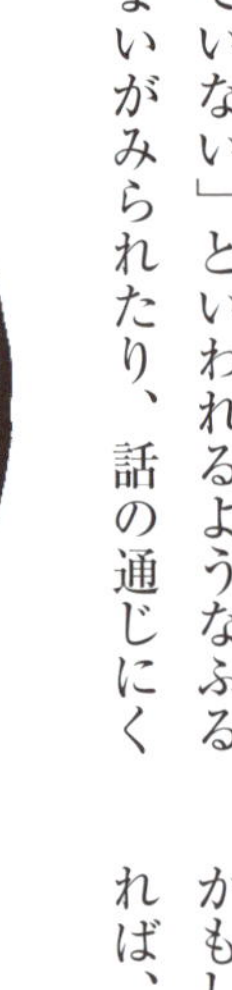

学業成績だけで「問題のない子」と判断するのは危険

学業成績の良さで問題が見えにくいことも

論理的な理解力がある子は、積み上げ型のボトムアップ課題への対応力はすぐれています。たとえ「感じる」という認知スタイルが抜け落ちていても、学業成績は平均以上、ときには非常によいということもあります。

するとどうなるでしょう。感覚の弱さゆえ「相手の気持ちを考えていない」といわれるようなふるまいがみられたり、話の通じにくさを感じたりしていても、周囲は「まあ、そのうちなんとかなる」と受け止めがちです。「勉強ができる」ということが、子ども自身がかかえている問題の目隠しになってしまうのです。

トップダウン型の課題への対応力をつけていく

学校生活では「あいつは勉強ができるから」と一目置かれているかもしれません。しかし社会に出れば、学業成績の良さだけが社会人としての評価につながるわけではありません。「勉強はできる。しかし、気がかりなところはある」という子こそ、トップダウン型の課題に対する対応力をつけておく必要があります。

学業不振への対応が必要ないだけで、そのほかの場面では、折に触れて社会性を育てるための支援が必要です。

保護者との対話がうまくいく魔法の言葉

子どもがあれこれ問題を起こすことが多い場合には、
学校と保護者とがかかわる機会も増えます。
「家庭に問題がある」「いや、学校側の問題だ」などと
対決姿勢に陥るのは最悪のパターンです。
大人どうしの対話術を身につけておきましょう。

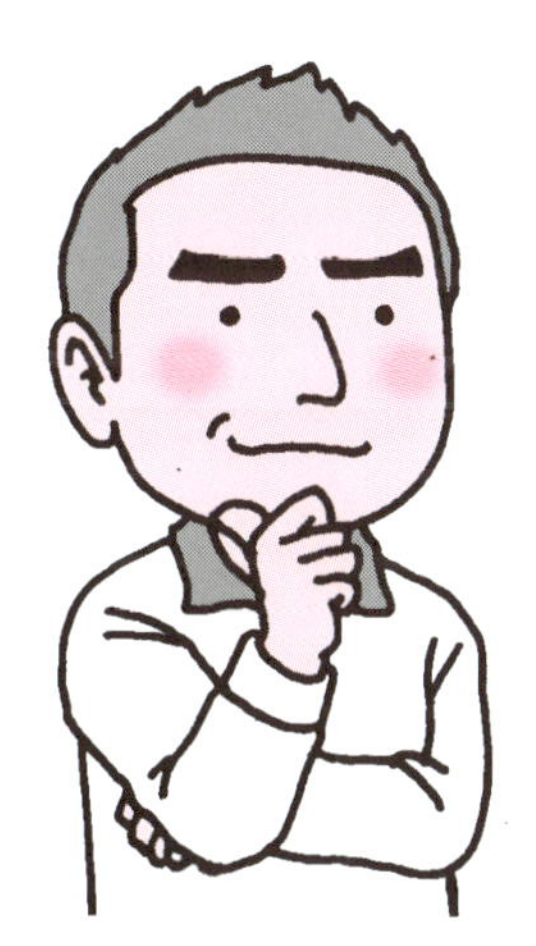

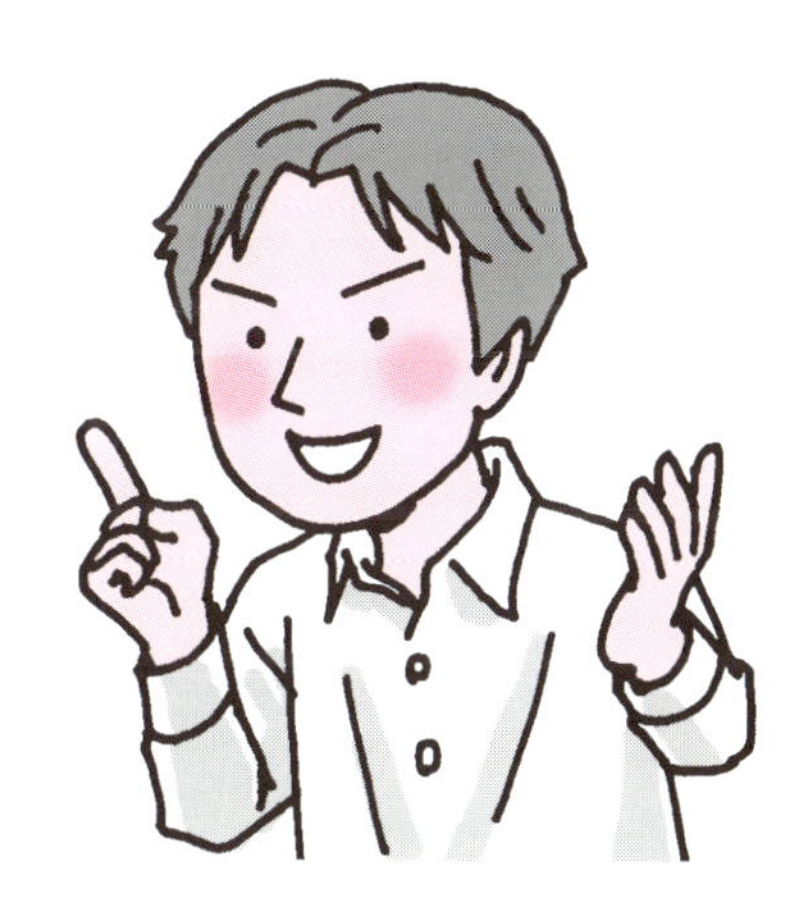

保護者との対話の基本①

「親のせい」にしない。「子どもが変われば親も変わる」

困ったふるまいの多い子の保護者は、「あの親だから……」という目でみられてしまうことが少なくありません。しかし、親のせいにしたところで、問題はなにも解決しません。

しばしばみられる的外れな助言

子どもについての悩みをかかえている保護者に、しばしば投げかけられるのが「助言」という名の石つぶてです。

お子さんに寄り添ってあげてください

お子さんのことを受け入れてください

お子さんと過ごす時間を増やせませんか?

困った行動にも意味はあるのです。今は焦らずに待ちましょう

親が変われば、子どもは変わるものですよ

もっと……

もっと……

表現は違っても、言葉の裏に隠されている「親であるあなたが悪い。あなたが変わらなくてはダメ」という暗黙のメッセージは、なかなか変われない事情をかかえている親の苦しみを深めてしまう

支援の目標を見誤らない

大人どうし立場は違っても、「子どものすこやかな成長を支えていきたい」という願いは同じはず。支援の目標は、あくまでも子ども自身です。親子の関係がうまくいかなくなっているときにはなおのこと、家庭外からの支援が重要です。

子ども
① 子どもへの支援・指導が最優先
③ 子どもが変化することで、親の気持ちは楽になる
④ 子どもとの関係を見直しやすくなる
② 子どもを支えるよりよい方法の相談

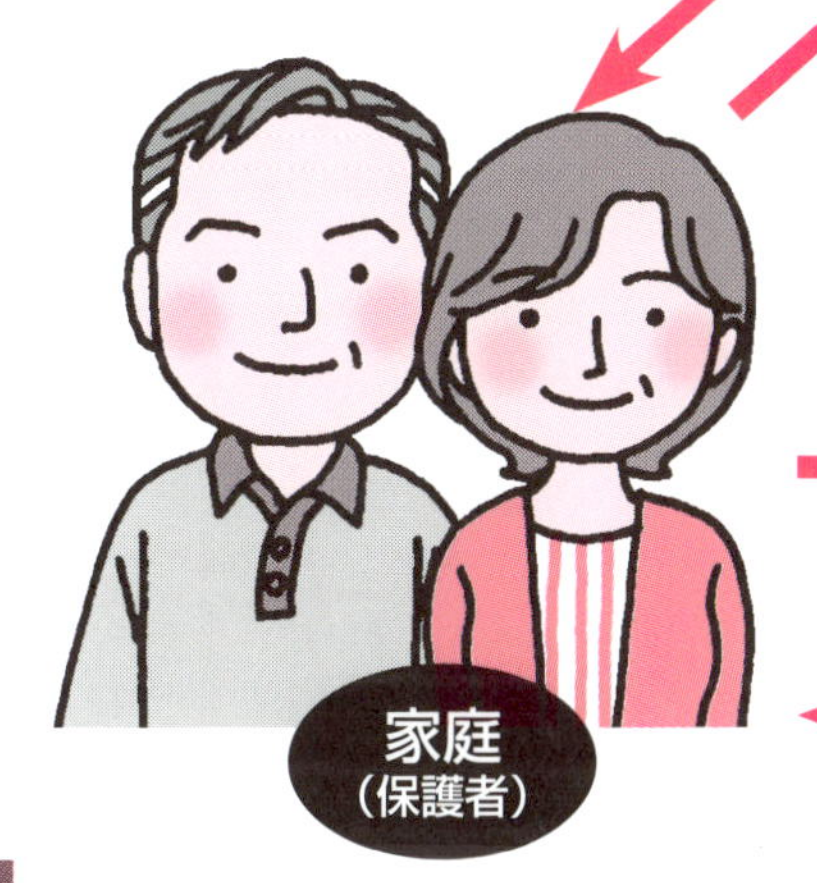

家庭
（保護者）

学校
（教員など）

保護者を変えようとしない。子どもの支援を中心に

子どもの問題をめぐる相談の場にやってくる保護者は、「子育てがうまくいっていない」という状況にある人が大半です。

家庭環境が子どもに及ぼす影響は小さくはありません。だからといって、子どもの支援・指導がうまくいかない理由を、保護者のせいにするのは考えものです。「親が変われば、子どもも変わる」と口にするのは簡単ですが、変われない事情があるからこそ、困った状況にあるのです。「なんとかしたいが、どうしようもない」という人に、「うまくやりなさい」と言っても、なんの支援にもなりません。

保護者が変わるには子どもの変化が必要です。子どもの成長を実感すれば、子どもへの接し方などは変わっていくものです。保護者を変えようとするのではなく、子どもの支援を中心に考えていくことが、保護者対応の基本といえます。

保護者との対話の基本②

「さわやかな自己主張」のスキルが対話力を上げる

「相手の考えは間違っている」と思うときこそ、対話は慎重に進めなければなりません。言うべきことは言う、しかし「押しつけられた」と相手に感じさせないスキルが必要です。

相手が納得できるよう対話を重ねていく

大人どうしの対話が必要になるのは、子どもをめぐる問題がなかなか解決しないとき。それだけに、問題のありかをめぐって対立関係に陥りやすくなります。一方、対立をおそれて、言うべきことを言えない状態になるのも問題です。

意見の異なる相手のことを尊重しつつ、自分の考えをしっかり伝えるスキル（技術）を「アサーション」といいます。本来は断言・断定・主張といった意味ですが、ここでは「さわやかな自己主張」としておきます。相手が納得できるように対話を進め、最後には「話し合えてよかった」と思ってもらえるよう、「魔法の自己主張」のスキルを磨いていきましょう。

行き詰まりやすいパターン

子どもの問題をめぐる話し合いの場では、保護者と学校側の考えにずれがあることも多いもの。「傾聴・受容」「反論・説諭」の話法では、見解の一致をはかりにくいこともあります。

ひたすら保護者の思いを聞く
保護者の悩みにひたすら耳を傾け、受け止める

↓

状況はなかなか変わらない
保護者の思いは理解できても、そこから先に進みにくい

真っ向から意見する
相手の意見を否定し、自分の意見を伝える

↓

決裂・対話にならない
大人どうしの場合、子どもに対するとき以上に、深刻な対立をまねきやすい

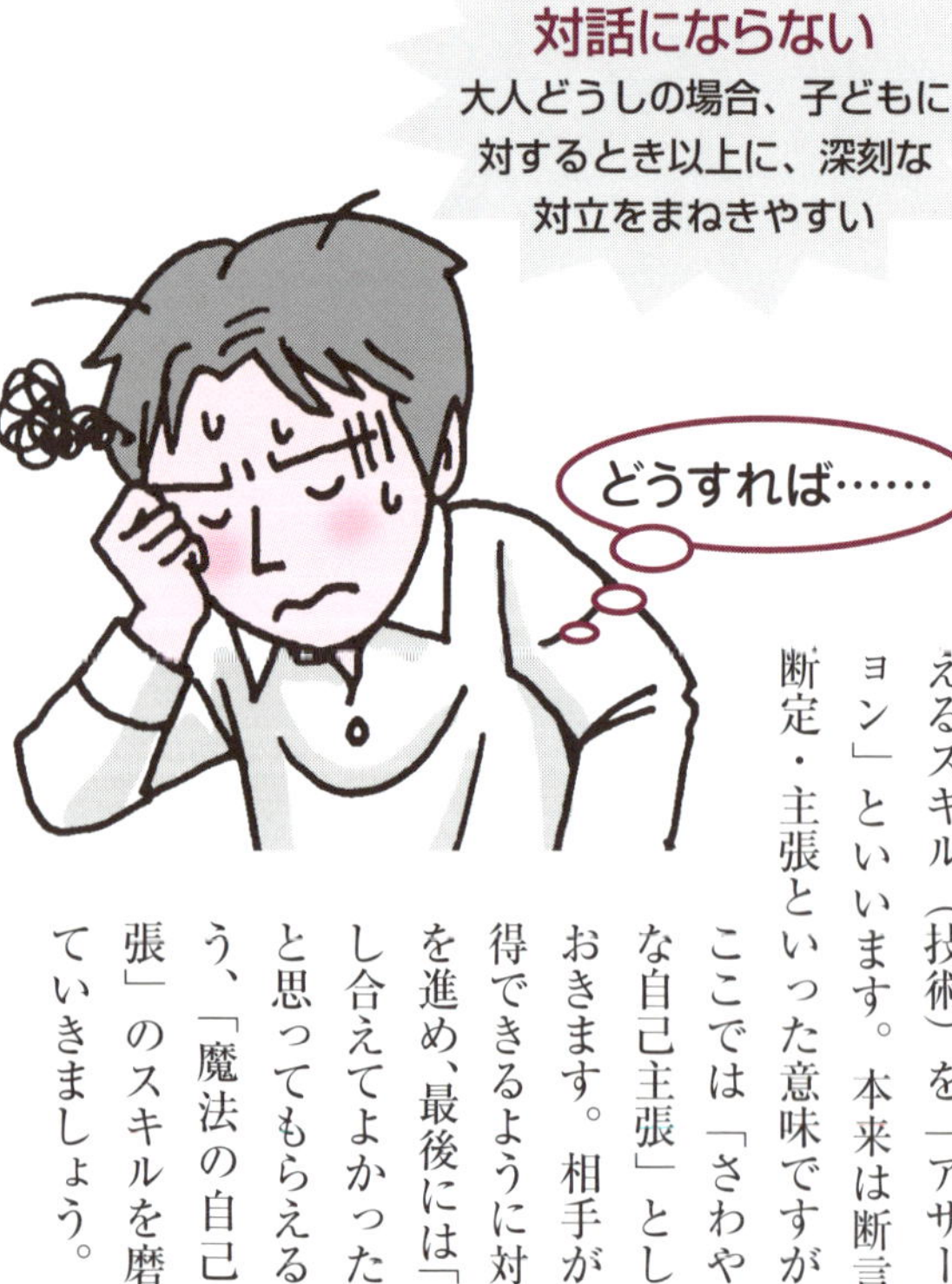
どうすれば……

対話につなげる2つの原則

立場が違えば、考え方も違うのは当然です。どちらか一方の意見を押し通すのではなく、互いに折り合いがつけられるところを探すために、言葉のやりとり、すなわち対話が必要になります。

対話につなげる原則は、相手が大人でも子どもの場合と同じです（→ 26 ページ）。

保護者の訴え・発言
理不尽な要求や暴力の肯定、思い込みなど、「それは違うのでは？」と思われることがある

的外し
訴えの内容そのものから、少し的を外したフィードバック（攻撃的な苦情に対して「お困りのようですね」と答えるなど）をおこなうことで、折り合いがつくポイントを見出しやすくなる

「努力」の肯定
まずは現状を肯定する。主張そのものは肯定できない場合でも、「子どもによかれと思ってしている」という努力自体は肯定しやすい

利害が一致しやすくなる
互いによいと思うこと、避けたいことがなにかを明らかにする

対決姿勢がやわらぐ
共感できる点が見つかることで、協力関係を築きやすくなる

「これから」の相談をしやすくなる
具体的な対応策などについて、互いに納得できるような方法が見つかりやすくなる

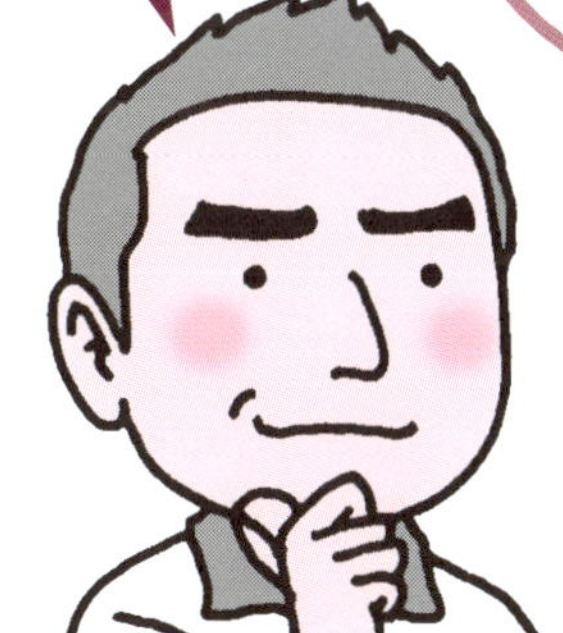
そうですねえ

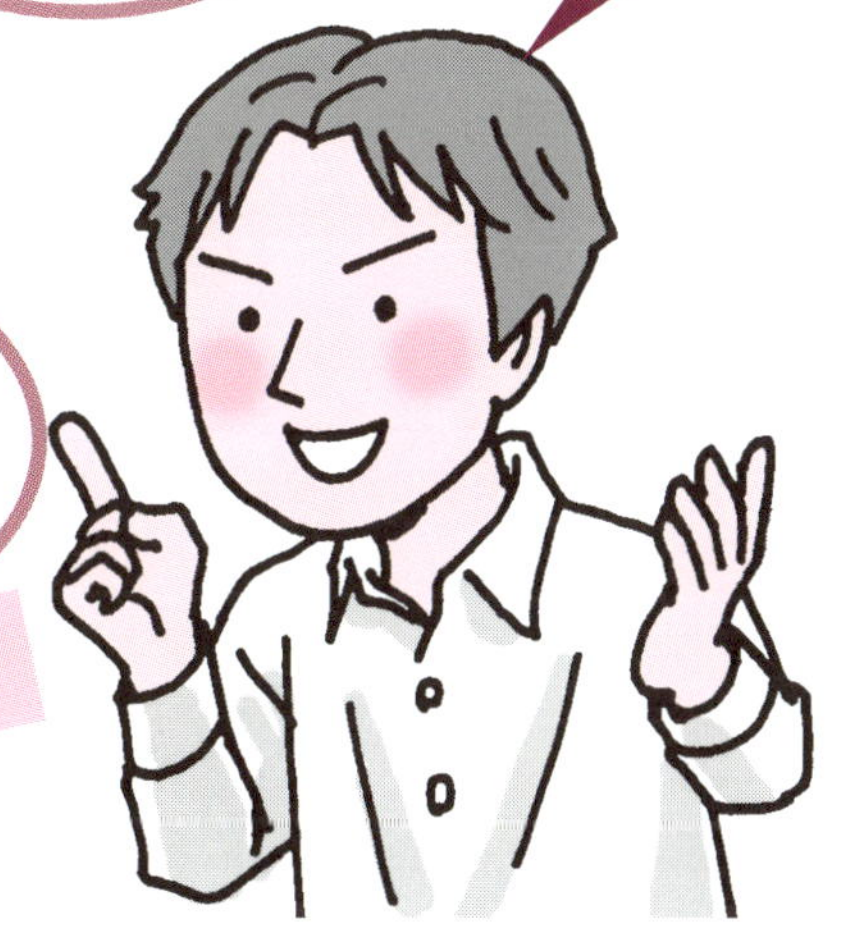
どうでしょう。いっしょに考えてみませんか？

さわやかな自己主張！

クレームの多い保護者に

教えてほしいのですが——「苦情」から「対話」へ

苦情（クレーム）の多い保護者はクレーマーなどと呼ばれ、「困った人」と思われがち。しかし、苦情の多さのかげには「子育てがうまくいかない」という思いがあります。

攻撃的な言葉の裏にあるもの

強烈な言葉で攻撃的に苦情を並べ立てる人は、「子育てや学校との関係がなかなかうまくいかない人」。支援を必要としている人ともいえます。

「うまくいっていない」という思い

子育てに悩みはなく、学校との関係もうまくいっている保護者は、クレーマーにはなりません。保護者がクレーマーと化す土壌には、「いろいろうまくいっていない」という思いがあります。

担任を替えて！あの先生は信用できないから！

だいたい、この学校の教育方針はおかしいでしょう！どういうつもりなんですか？

うちの子だけが悪いっていうのですか？

批判を避けるための先制攻撃

子育てがうまくいっていない場合、保護者である自分が批判されるのではないかという不安がつねにあるものです。「攻撃は最大の防御」という言葉もあるように、批判されまいとして先制攻撃をしかけているという見方も可能です。

メタ認知の不調

大人だからといって、自分を客観的に見る目＝メタ認知（→16ページ）が整っているとはかぎりません。メタ認知の不調は、相手の気持ちを想像する力を弱めます。自分の発する攻撃的な言葉を相手がどう受け止めるか、考える余裕も不足しがちになります。

「教えを乞う」つもりで対応

苦情の申し立ては、保護者からの電話で始まることが多いでしょう。電話で終わらせず、「貴重なご意見を私ひとりで伺うのももったいないので、お時間があるときにぜひ学校にいらしてください」と呼びかけを。直接、会って話すことで、対話が成り立つ可能性が高まります。

質問しながら一致点を探す

保護者の一方的な尋問・糾弾に答えるだけでは、対話は成り立ちません。「よくご存じのようなので、教えていただけますか？」と、意識的に保護者への質問を増やしていきます。

質問の応答のバランスがとれてくると、お互いが求めることのなかから一致する点を見つけやすくなります。これこそが対話です。

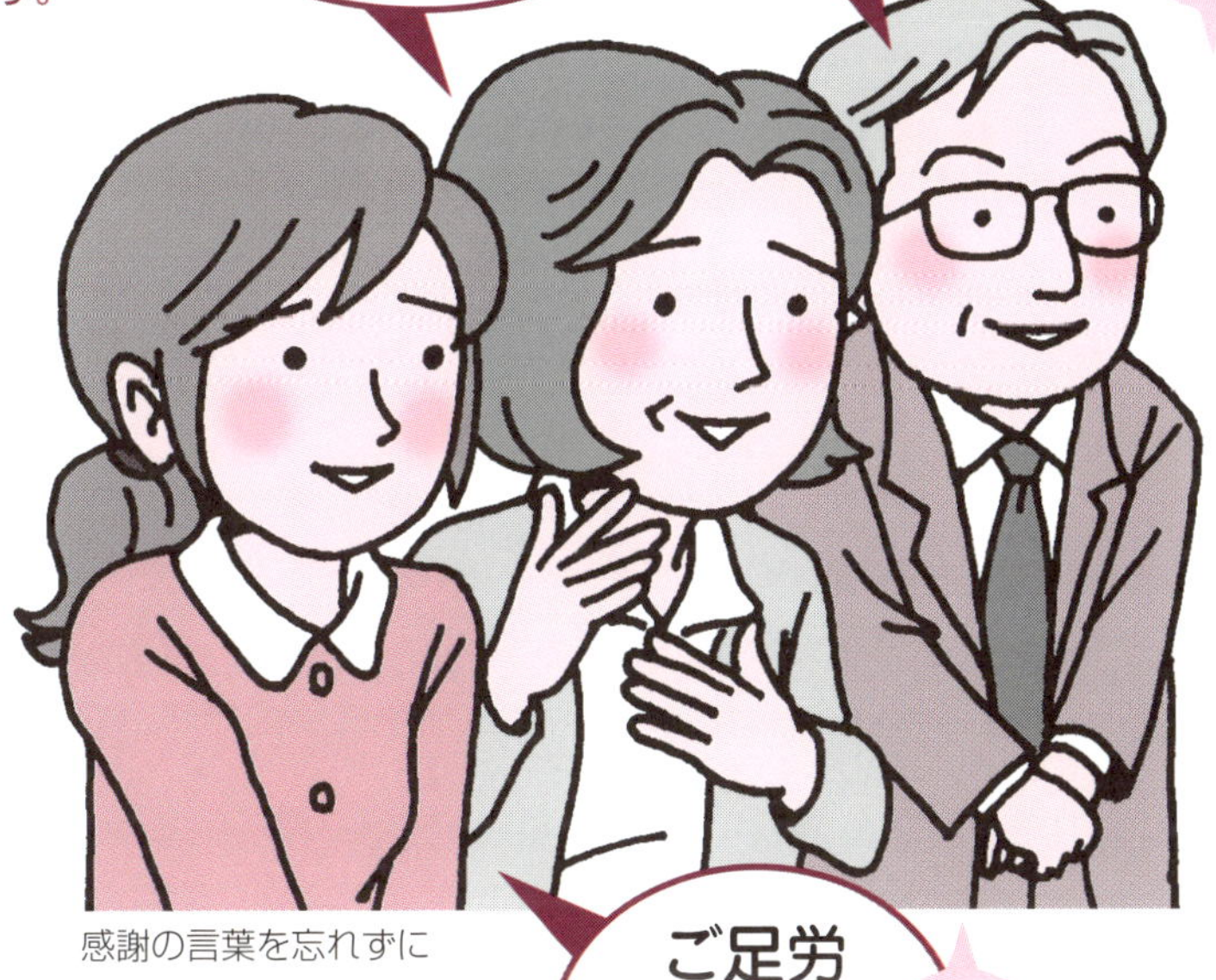
ちょっと
わからないことが
あるので教えて
ほしいのですが
なるほど、
〇〇〇だという
ことですね
ご足労
いただいて
恐縮です

感謝の言葉を忘れずに

理不尽に思える要求のなかにも合意できることはある

通常なら、「お願い」という形で始まるであろう相談が、いきなり攻撃的な要求になってしまう保護者は、学校側にとっては対応に苦慮する「困った人」とされがちです。

しかし、基本的には「子どものこと」にかかわる訴えですから、理不尽に思える苦情、要求であっても、なんらかの合意できる一致点はあるはずです。「教えてほしい」という言葉の魔法で、それを浮かび上がらせていきましょう。

複数で面談

学校側が本気で子どもの支援に取り組んでいる姿勢を示すためには、複数で対応するのがベストです。保護者への問いかけも増やしやすくなります。後日、「言った／言わない」の争いも起きにくくなります。

暴力的な保護者に

お子さんのためとはいえ、つらいでしょう——利害の一致を導く

日常的な暴力にさらされている子どもは、育ちにゆがみが生じやすくなります。暴力は肯定できない——それを伝えるためには、「さわやかな自己主張」の方法論が役立ちます。

手を出してしまう2つのパターン

子どもに暴力をふるう保護者の考え方は、大きく2つに分けられます。どちらにせよ、暴力は、なにかしらうまくいかないことがある状況の中で起きてきます。

力による指導を是とするタイプ

しばしばトラブルを引き起こす子どもの保護者には、少なからず存在します。「暴力は指導の一環」ととらえています。

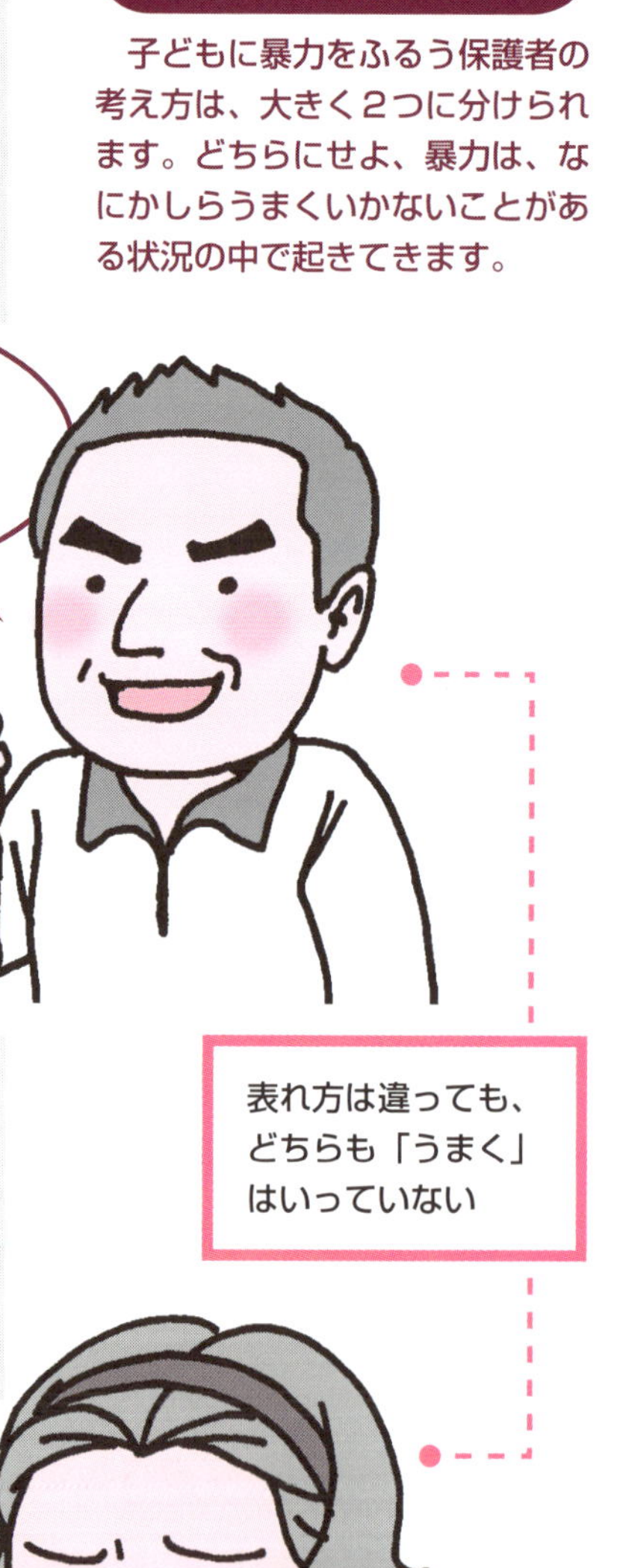

あいつは痛い目にあわせないと、わからないんです
悪さをしたらすぐ知らせてください。ぶん殴っておきますから！

ダメと思いながら止められないタイプ

子どもを虐待してしまう保護者には、「やってはいけない」という自覚はあっても、衝動的に暴力をふるってしまう人もいます。

悪いと思ってもつい……手をあげてしまうんです

表れ方は違っても、どちらも「うまく」はいっていない

「もっとよい方法がある」と納得してもらう配慮が必要

学校で対応がむずかしいと思われている子どもは、家庭でも手を焼く存在であることが多いもの。子育てに行き詰まった保護者のなかには、力で子どもをおとなしくさせようとしたり、苛立ちを暴力という形で子どもにぶつけてしまったりする人もいます。

積極的にせよ消極的にせよ、暴力を是とする人には、「そんなにつらい方法より、もっとよい方法がある」と納得してもらうことが必要です。

納得が得られれば、ではどうするか、という具体的な相談も成り立ちやすくなります。

さわやかな自己主張の方法論で対応

頭から「あなたのやり方が間違っている」と主張しても、暴力が止むとは期待できません。保護者が納得できる言葉で、一致点を広げていくことが必要です。

まずは的を外すことで暴力以外の面を肯定する

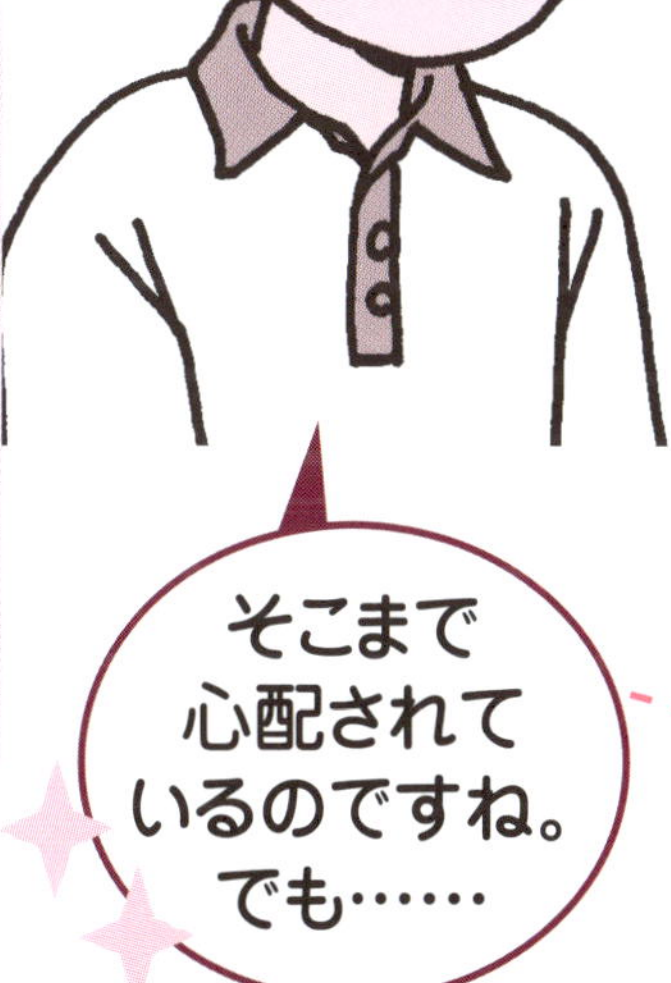
その熱意には感服いたします。でも……
お子さんに手をあげるのは、おつらいでしょう?
そこまで心配されているのですね。でも……
つらさを感じているあなたとなら、協力関係が築けると思います。いっしょによい方法を考えてみませんか?

虐待が疑われる場面でも、即座には否定しない（これも的外し）

利害の一致をはかる

子どもを傷つけることに、なんのためらいもない保護者はいません。好きで暴力をふるっているわけではなく「つらいことである」という点では、必ず一致します。「つらくない方法があれば、そのほうがよい」という合意が形成されやすくなります。

提案へ

暴力以外の方法で、子どもを支援・指導する方法を提案していきます。第2章、第3章で取り上げたような、具体的な言葉がけの方法を紹介するのもよいでしょう。

「愛情がもてない」という保護者に

そこまで心配だったのですね——「承認」が力になる

親に愛されていれば子どもはすくすく育つもの——こうした言葉が、子育てに悩む保護者を苦しめることは少なくありません。愛情の過不足を論じることには注意が必要です。

心情告白に至る背景を理解する

子どもを「愛せない」と思い詰めてしまう背景には、いくつかの要因が隠れています。

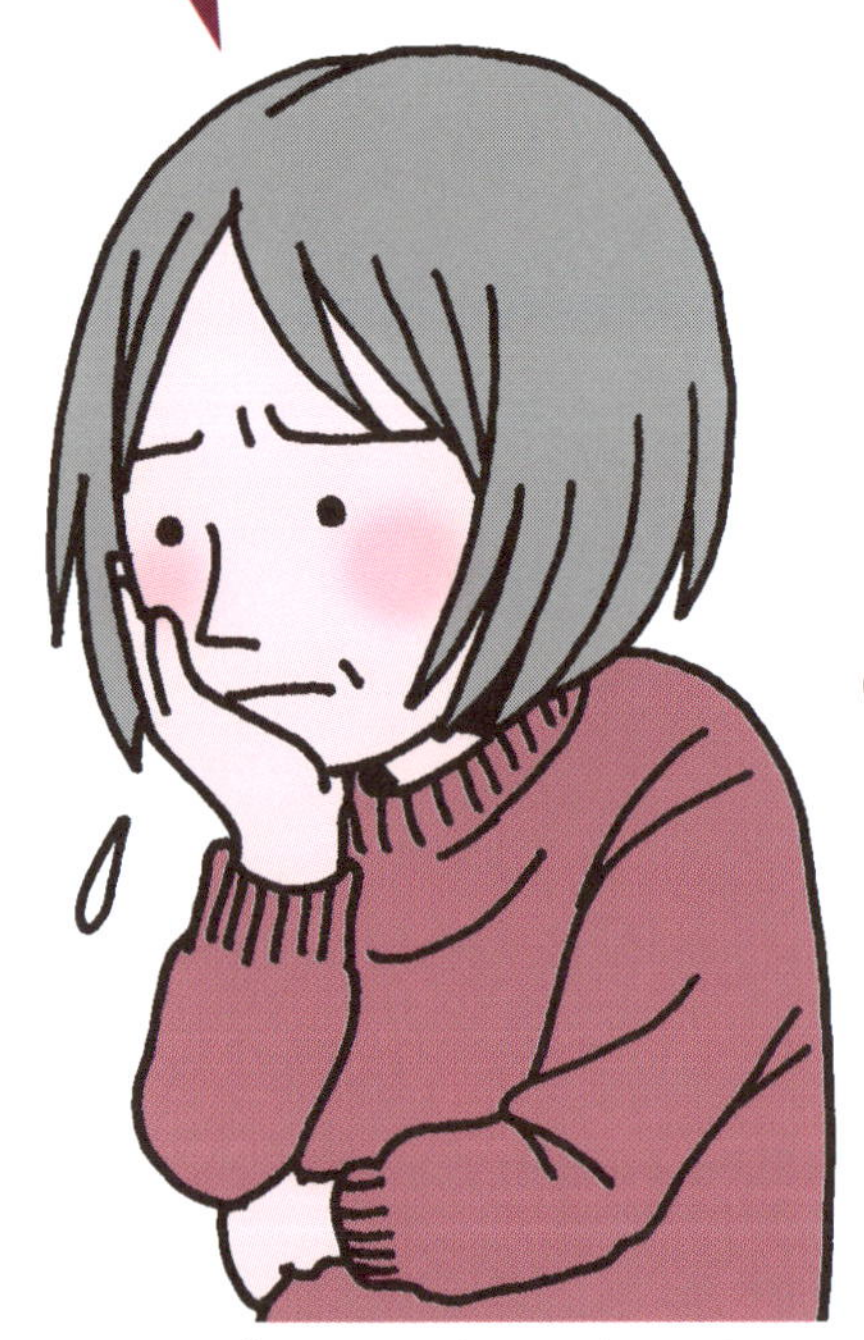
あの子には
どうしても愛情を
もてないんです

「子どもを愛せない」と訴える保護者のほとんどは母親

子育てに行き詰まっている

子どもがトラブルを起こすたびに叱ったり、謝ったりをくり返しても、いっこうに子どもの様子に変化がみられない……そんな状況に陥れば、「子育てに失敗した」という思いが強くなっていきます。

子どもが言うことをきかない

だれも子育てに協力してくれない

あらゆる意味で余裕がない

さまざまな事情をかかえ、「うまくいかない思い」が募っている

うまくいかないのは自分の愛が足りないせい！

「愛があれば問題は起きない」というプレッシャー

子育てがうまくいかない保護者は、愛情不足が問われやすいもの。「親の愛情が足りないから、子どもが問題を起こす」などと言われたりすることもあります。

励まして「やる気」になってもらう

うまくいかない状態が続けば、大人だってやる気を失ってしまいます。その結果が「愛情がもてない」という告白です。失われたやる気を取り戻せるよう、励ましていきましょう。

「愛情論議」に踏み込まない的外し

愛情が足りているかどうかはどうやってはかるのでしょう？　どれだけの愛情があれば子どもは変わるのでしょう？　愛情の有無、多寡を論じても、具体的な変化を促すことになりません。

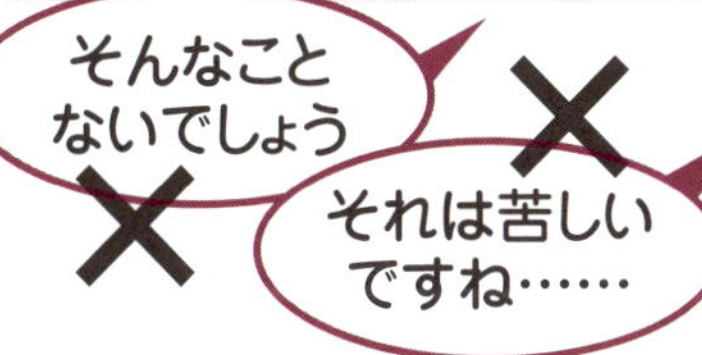
そんなこと
ないでしょう
それは苦しい
ですね……

反論や受容では
愛情論議から抜け出しにくい

そこまで
お子さんのことが
心配だったの
ですね

「がんばってきましたね」という承認

「がんばってもうまくいかない」からこそ「愛せない」という言葉が出てくるのです。「あなたが十分にがんばってきたことを、私はわかっている」と、しっかり伝えましょう。

「やる気」を取り戻す

「いつも気にかけてきた」「がんばってきた」という承認が得られれば、心の荷は軽くなるもの。子どもとの接し方、声のかけ方などを見直してみようという「やる気」も生まれやすくなります。

必要なのは慰めより承認

「親は子どもに愛情を感じるのが当たり前」という考え方は、ごく一般的なものでしょう。とくに母親には、そうした目が向けられがちです。

しかし、親が子どもを自然に愛せるのは、「親子関係が良好な場合にかぎる」というのが、本当のところではないでしょうか。

子育てに行き詰まれば、愛を感じる余裕はなくなることも多いもの。そうした状況にある保護者に必要なのは、「つらいですね」という慰めより、「よく、そこまでがんばった」という承認です。

非行のある子の保護者に

がんばりすぎなくてもいいのでは？—緊張をやわらげる

トラブルの多い子どものなかでも、いわゆる非行をくり返している子の保護者は、非常に苦しい立場に立たされています。その点を十分に理解しておくことが大切です。

子どもの非行

子どもが引き起こす問題のうち、とくに「悪さ」の程度が高い行為を、一般的には非行といっています。非行少年という言葉は、法に触れる行為や、夜遊びなど危険なことをくり返す子どもを指す専門用語でもあります。

保護者自身、追い詰められている

非行のある子の保護者には、とくに「親が悪い」という目が向けられやすいもの。しかし、保護者だけで子どもを支えるのはむずかしい状況にあります。

保護者は極度のストレスにさらされている

「親である自分がなんとかしなければ」「しかし、どうすればいいかわからない」と、さまざまな思いでいっぱい。極度のストレス状況にあります。

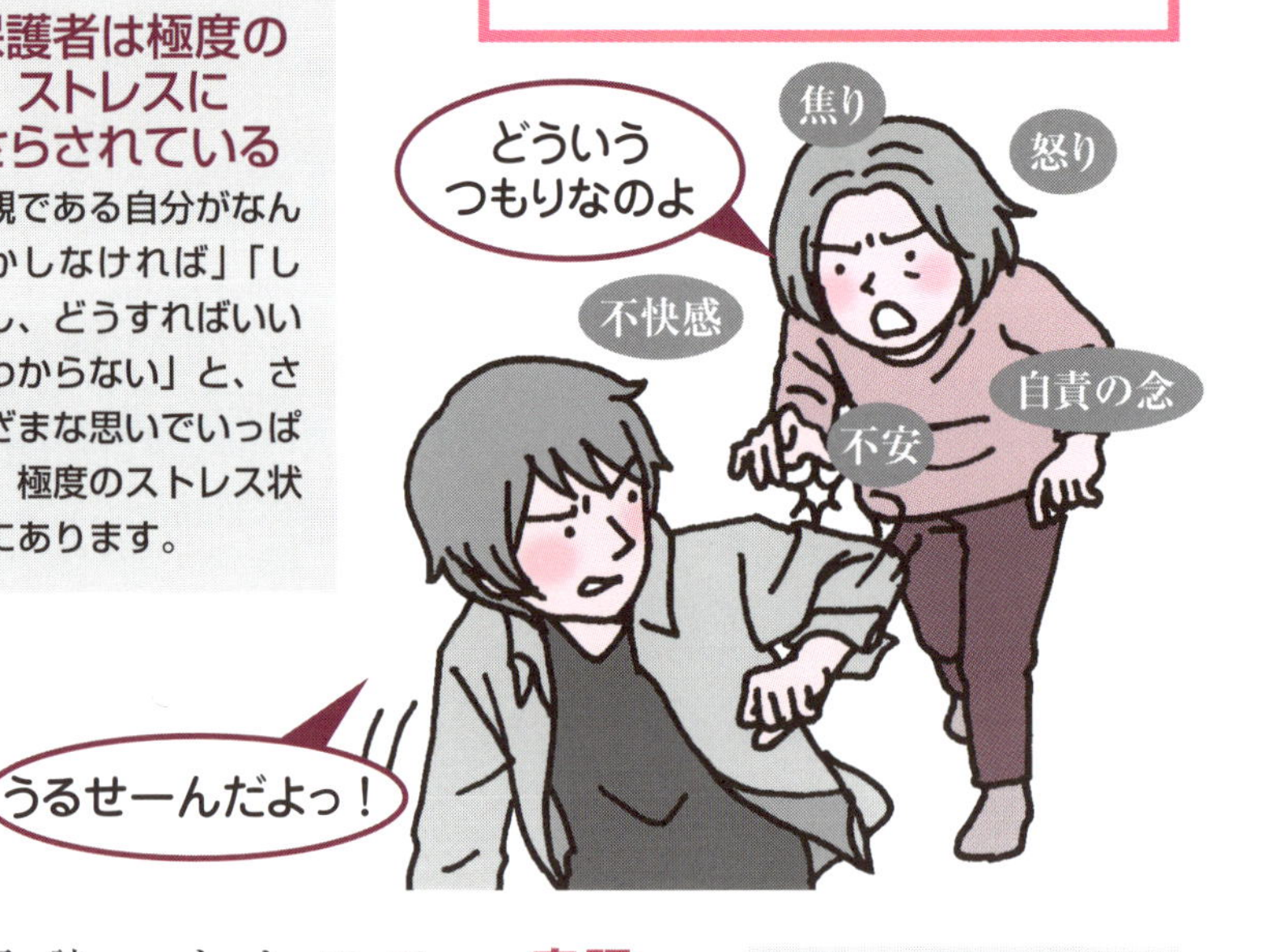

どういう
つもりなのよ
焦り
怒り
不快感
自責の念
不安
うるせーんだよっ！

親子関係は硬直化している

親があれこれ心配して聞き出そうとすると、子どものほうも反発するというパターンに陥りがち。建設的な対話が成立する余地はありません。

硬直化した親子関係を変えるきっかけに

非行のある子の保護者との対話で目指したいのは、保護者がもっている「親である自分がなんとかしなければ」という呪縛を解くことです。

子どもの非行が問題になり、相談の場に訪れる保護者の場合、親子関係は「うまくいっていない」というのが基本です。親がやっき

保護者の「荷」を軽くしよう

「子どもとよく話し合おう」などという助言は、親子関係がうまくいっている家庭のためのもの。的外れな助言で親を追い詰めるのではなく、煮詰まった状態を変化させることを目指します。

うるさく言っても聞いてくれないでしょう？ 疲れますよね

そうなんです

利害の一致をはかる

非行のある子は親が注意すればするほど反抗的になるものです。この点を指摘すれば、ほとんどの保護者が「そのとおり」と肯定するでしょう。

子どものよい変化を「利」、保護者の徒労感を「害」とすると、今までの対応に利はなく、害ばかりということになります。この点をまず明らかにしておきます。

言っても変わらないのなら、お説教はしなくてもよいのでは？

そうですねえ

状況を変える提案

利害の一致がはかれていれば、対応を変えてみたほうがよいのではないか、という提案は受け入れられやすくなるでしょう。

家族だけでなんとかしようとしなくてもよいのでは？

そうでしょうか……

支援を仰ぐ提案

保護者は「警察沙汰になっては困る」と考えがちですが、非行がある場合、じつは早くから警察などが介入したほうがよい場合も多いのです。

になればなるほど、関係は硬直化し、緊張感も高まってしまいます。

無責任に聞こえるかもしれませんが、家庭の中だけでどうにかしようとがんばるのは、やめてみるのも一法です。それが硬直化した関係を変えるきっかけになることもあります。

COLUMN

一致しない点が多くとも理解し合うことはできる

違いを認め合うのは簡単ではない

一致できるところは一致させ、違いは違いとして認め合う……それが対話であるということは、くり返しお話ししてきました。

ただ、共感し合える点がわずかという場合、違いを認め合うのはそう簡単なものでもなさそうです。自分とは相容れない考えをもつ相手に対しては、「とても理解できない」と対話をあきらめたくなることもあるでしょう。

共感はできなくても理解し合うことは可能

一方で、たとえば国や民族による風俗習慣の違いは、感覚的にわからないことはあっても、知識として学習すれば理解できると感じている人も多いのでは？　習慣の違いを理解していれば、異なる国、異なる民族の人どうしでも尊重し合い、交流をはかることはできるものです。

対話の相手との関係も、同様に考えてみましょう。共感はできずとも、論理的に相手の考え方を理解していくことはできるはず。その理解に基づいて、相手が自ら解決策を見出せるように言葉で働きかけていくことにこそ、支援としての対話の醍醐味があるのではないでしょうか。

「魔法の言葉」は、異なる世界に住む人どうしをつなぐ緩衝材のようなもの。お互いに「話せてよかった」と感じられるやりとりができるよう、あなたの魔法の言葉を増やしていってください。

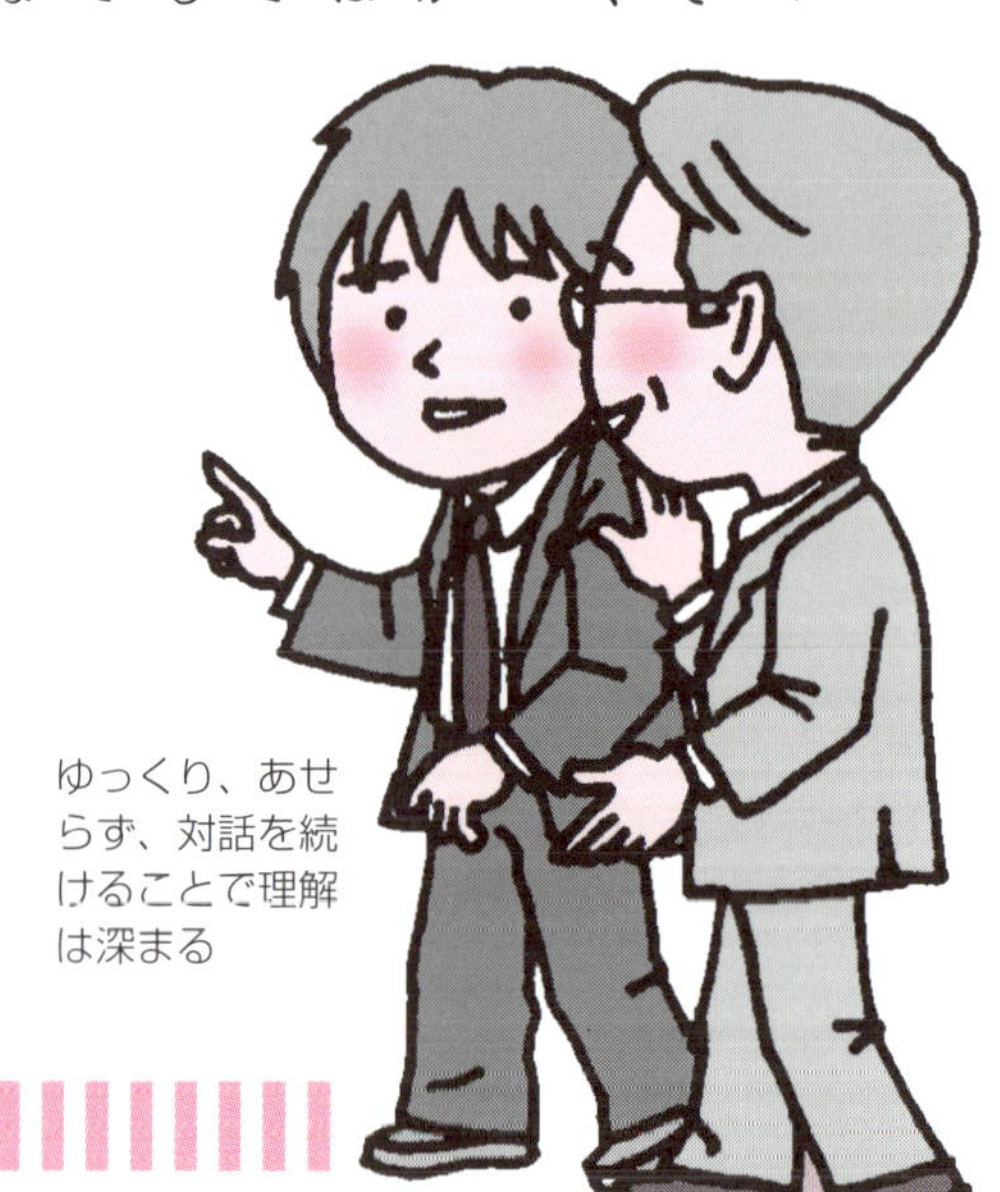
ゆっくり、あせらず、対話を続けることで理解は深まる

健康ライブラリー イラスト版

支援・指導のむずかしい子を支える魔法の言葉

2017年11月11日 第1刷発行
2022年2月4日 第7刷発行

監修 小栗正幸（おぐり・まさゆき）
発行者 鈴木章一
発行所 株式会社講談社
東京都文京区音羽二丁目12-21
郵便番号 112-8001
電話番号 編集 03-5395-3560
販売 03-5395-4415
業務 03-5395-3615
印刷所 凸版印刷株式会社
製本所 株式会社若林製本工場
N.D.C. 493 98p 21cm

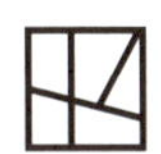
KODANSHA

ISBN978-4-06-259819-4

■監修者プロフィール
小栗 正幸（おぐり・まさゆき）
法務省所属の心理学の専門家（法務技官）として各地の矯正施設に勤務。宮川医療少年院長を経て退官。現在、特別支援教育ネット代表、三重県教育委員会事務局特別支援教育課発達障がい支援員スーパーバイザー、三重県四日市市教育委員会教育支援課スーパーバイザーを務める。宇部フロンティア大学臨床教授。一般社団法人日本LD学会代議員・編集委員。専門領域は、犯罪心理学、思春期から青年期の逸脱行動への対応。『発達障害児の思春期と二次障害予防のシナリオ』『ファンタジーマネジメント』など、著書多数。

■参考資料

小栗正幸著『ファンタジーマネジメント “生きづらさ”を和らげる対話術』（ぎょうせい）

小栗正幸監修『行為障害と非行のことがわかる本』（講談社）

尾花紀子・西田光昭監修『インターネットトラブル事例集 平成28年度版』（総務省）

●編集協力 オフィス201、柳井亜紀
●カバーデザイン 松本 桂
●カバーイラスト 長谷川貴子
●本文デザイン 勝木デザイン
●本文イラスト 秋田綾子

講談社　健康ライブラリー　スペシャル／こころライブラリー

発達障害の子の立ち直り力「レジリエンス」を育てる本

藤野　博、日戸由刈　監修

失敗に傷つき落ちこんでしまう子供達。自尊心を高めるだけではうまくいかない。これからの療育に不可欠なレジリエンスの育て方。

ISBN978-4-06-259694-7

15歳までに始めたい！　発達障害の子のライフスキル・トレーニング

早稲田大学教育・総合科学学術院教授

梅永雄二　監修

健康管理、進路選択、対人関係など、10種類の生活面のスキルの磨き方。大人になってから困らないために、今から取り組もう！

ISBN978-4-06-259698-5

イライラしない、怒らない　ADHDの人のためのアンガーマネジメント

NPO法人えじそんくらぶ代表

高山恵子　監修

怒りをコントロールできれば心が落ち着き、人間関係もうまくいく！

ISBN978-4-06-259855-2

自閉症スペクトラムの子のソーシャルスキルを育てる本　思春期編

本田秀夫、日戸由刈　監修

意見を出し合う、相談を習慣にする、体調を管理する、お金の使い方を学ぶ、進路を考える――対応力を伸ばす基本のスキルの磨き方。

ISBN978-4-06-259854-5

発達障害の子のコミュニケーション・トレーニング

関西学院大学文学部総合心理科学科教授

有光興記　監修

会話力をつけて友達といい関係をつくろう。15のステップで話す・聞く力が身につくトレーニング方法を紹介。感情表現も豊かに。

ISBN978-4-06-259683-1

空気を読みすぎる子どもたち

青山学院大学教授・小児精神科医

古荘純一　監修

親の言うことをよく聞く「良い子」ほど危ない！子どものSOSをキャッチして、自己肯定感を育もう！

ISBN978-4-06-520126-8

講談社　健康ライブラリー　イラスト版

行為障害と非行のことがわかる本

特別支援教育ネット代表

小栗正幸　監修

子どもの「育ちのゆがみ」が行動に表れる。行為障害（素行障害）・非行への対処法を徹底図解。うまくいく指導や支援のヒント満載！

ISBN978-4-06-259756-2

登校しぶり・不登校の子に親ができること

中学校教諭・特別支援教育士　上級教育カウンセラー

下島かほる　監修

「休みたい」が増え始めた。原因は？　いつまで続く？不登校の始まりから再登校までの対応策を徹底解説！

ISBN978-4-06-517116-5